生物质点阵结构材料的
力学性能分析

胡英成 等 著

科学出版社

北 京

内 容 简 介

本书介绍了东北林业大学胡英成教授的科研团队在生物质点阵结构材料方面的部分研究成果。全书主要涉及两种生物质点阵结构。一种是木质基点阵夹芯结构，该种结构是对传统木质集成材、工字梁等结构的优化，研究内容涉及直柱型、倾斜型和 X 型 3 种芯子构型夹芯结构的平压性能、剪切性能、弯曲性能与侧压性能等力学性能。另一种是菠萝叶纤维点阵圆筒结构，该种结构是对传统实心木柱的优化，研究内容涉及胞元构型与圆筒层数对菠萝叶纤维点阵圆筒结构平压性能的影响。

本书可供木材科学与工程、木结构材料与工程、复合材料等领域的工程技术人员使用，也可供高等院校相关专业师生参考。

图书在版编目 (CIP) 数据

生物质点阵结构材料的力学性能分析/胡英成等著. —北京：科学出版社，2018.12

ISBN 978-7-03-060057-8

Ⅰ. ①生… Ⅱ. ①胡… Ⅲ. ①生物材料–材料力学性质–性能分析 Ⅳ. ①R318.08

中国版本图书馆 CIP 数据核字（2018）第 276219 号

责任编辑：王海光　王　好　陈　倩 / 责任校对：郑金红
责任印制：赵　博 / 封面设计：刘新新

科 学 出 版 社 出版

北京东黄城根北街 16 号
邮政编码：100717
http://www.sciencep.com

北京厚诚则铭印刷科技有限公司印刷
科学出版社发行　　各地新华书店经销

*

2018 年 12 月第　一　版　　开本：720×1000　1/16
2019 年 9 月第二次印刷　　印张：11
字数：250 000

定价：108.00 元
（如有印装质量问题，我社负责调换）

前　言

点阵结构是一种由协同优化设计（集材料设计、结构设计与功能设计为一身）产生的夹芯结构，具有轻质、高强、高韧的特点，已成为当前国际上新一代最有应用前景的多功能结构材料之一，在先进复合材料领域已取得长足的研究进展和广泛的应用。而在木质复合材料领域，点阵结构的研究才刚起步。传统的工程木质复合材料在宏观上多为实心结构，如胶合木、单板层积材、单板条定向层积材等，其结构与功能还有进一步优化的空间。借助点阵结构，对木质复合材料进行结构优化设计，使其满足轻质、高强的结构要求，对扩大木质复合材料的应用领域具有重要意义。

本书分为三部分，第一部分为第 1 章，概述了木质（生物质）工程材料及点阵结构的研究现状；第二部分为第 2～5 章，主要涉及木质基点阵夹芯结构的力学性能研究；第三部分为第 6～9 章，主要涉及菠萝叶纤维点阵圆筒结构的力学性能研究。本书以大量的试验过程、试验数据及理论分析为支撑，重点介绍了木质基点阵夹芯结构与菠萝叶纤维点阵圆筒结构的最新研究成果。通过这些研究，可为生物质点阵结构材料的力学性能理论分析和试验方法研究提供一些借鉴。

本书由东北林业大学胡英成教授科研团队撰写，参加撰写人员有胡英成教授、张利博士（现为西北农林科技大学讲师）、金明敏硕士、郝美荣硕士、邹铁笑硕士，以及博士生赵鑫、叶高远。

本书内容为国家自然科学基金（31470581）、中央高校基本科研业务费专项资金（2572016EBJ1）的阶段性研究成果。本书所选取的生物质点阵结构阵型及制备材料、性能分析方法都很有限，对于其他的制备材料与结构阵型，还需要进一步深入研究，这也是本书撰写团队后续的工作。

鉴于作者水平有限，书中不足之处在所难免，敬请同行和广大读者批评指正。

著　者

2018 年 9 月

目　录

1 绪 论

四大建筑材料包括钢铁、水泥、木材、塑料，其中木材是唯一的可再生资源，相比其他材料，木材具有较高的比强度和突出的隔热保温、吸音隔声及自然美观、质感舒爽等环境协调性能，这些特点使得木材及木制品在木结构建筑中得到了越来越广泛的应用[1, 2]。19世纪以前，人们将木结构作为一种主要的建筑方式，忻州南禅寺、五台山佛光寺、蓟州独乐寺、佛宫寺释迦塔（俗称应县木塔）等都是历史比较久远的木结构建筑。之后随着新材料的出现，钢结构、混凝土结构的建筑占据了主导。近年来，木结构建筑由于无污染、符合可持续发展的理念，又重新进入了人们的视线。

与世界各国相比，我国的森林资源存在一些不足，主要包括：资源少、覆盖率低；资源分布不均衡；用材林多、防护林少；森林质量不高[3]。国内木材需求量逐渐增大，但可供使用的木材量有限，一些较好的实木材料生长周期比较长，供不应求，同时出于保护生态环境的要求，国家限制对天然林木材的砍伐。谭秀凤分析预测2010～2050年，我国木材的需求增长速度为13%，供给增长速度为6%，供给增长速度远低于需求增长速度，到2050年，供需缺口将达到6亿 m^3[4]。为缓解木材短缺的状况，我国开始从国外进口木材[5]，2010年，我国从北美洲进口原木397.15万 m^3[6]。在这种情况下，寻找探索一些具有高性能、高附加值、多功能的新型生物质工程材料显得尤为重要[3]。一些新材料的发现是从仿生角度开始的，点阵结构的提出也和仿生有关。

自然界中，木材、珊瑚、骨头等材料相对密度较低，且可以承受持续的载荷作用，这类材料的共同特点是材料内部有一定数量的孔洞，人们将这类材料称为多孔材料。多孔材料按照微结构可以分为无序材料与有序材料。无序材料主要为泡沫材料，包括开孔泡沫与闭孔泡沫；有序材料主要为点阵材料[7]。在过去的很多年间，金属泡沫材料由于有较高的强度，引起了学者的极大重视[8]，然而金属泡沫、聚合物泡沫材料的变形是由孔壁局部弯曲引起的[8, 9]，且材料内的孔洞排列不规则，故其力学性能没有办法进行优化，因此人们开始关注点阵材料[10-17]。

点阵结构的概念提出后，由于该结构的设计理念可以实现集材料设计、结构设计和功能设计于一体[9, 18, 19]，受到了国内外学者的广泛关注，被认为是极具发展前景的一类新型材料[9, 18-20]，主要应用于航空航天领域。点阵结构根据微结构的构造形式，可以分为二维点阵结构与三维点阵结构。二维点阵结构也被称为格栅结构[7]，如图 1-1 所示；三维点阵结构主要是杆件或者板单元按照一定的顺序排列组合成的空间桁架结构[7]，如图 1-2 所示。

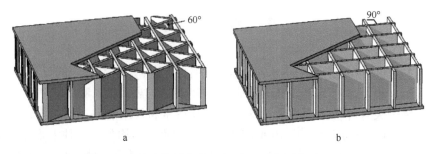

图 1-1　二维点阵结构全三角形（a）与四边形（b）

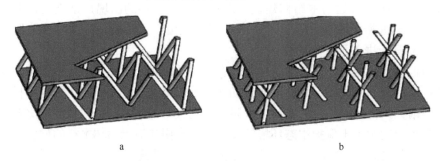

图 1-2　三维点阵结构四面体（a）与 Kagome 形（b）

点阵结构根据母体材料的性质，可以分为金属点阵结构与复合材料点阵结构[7]。二维金属点阵结构的制备工艺主要为嵌锁工艺[21]与金属二维编织法[22]，三维金属点阵结构的制备工艺有熔模铸造法[23]、冲压折叠工艺[23]、金属丝编织工艺[24]、拉挤一体化工艺[25]。二维复合材料点阵结构的制备工艺有嵌锁工艺[26]、挤压成型工艺[27]、混杂模具法和缠绕工艺[28]，三维复合材料点阵结构的制备工艺有水切割工艺[17]、网架穿插编织工艺[29]和热压工艺[30]等。

复合材料点阵结构的研究包括材料选择、制备工艺、结构设计、结构优化、拓扑构型、性能表征、动静态分析、模型预测、评价指标及其工程应用等方面[20]。吴林志等[20]总结了工程材料的材料强度与密度的关系，认为复合材料点阵结构的研究填补了工程材料的一些空缺，在低密度区域的平压强度方面性能尤为突出，随着制备工艺的完善及一些新型生物质材料的加入，复合材料的平压性能可以得到进一步的完善。复合材料点阵结构相比于其他材料来说，剪切强度优势不太明显，主要由于关于点阵结构的研究集中在平压强度方面，对于剪切强度的研究相对较少，同时制备工艺的局限性使得剪切性能方面的研究成果不太理想，有待进一步探索。

1.1 新型生物质工程材料

在现代木结构建筑中，作为承重结构材使用的木制品主要是原木、方木、结构用集成材（也称胶合木，glulam）、大截面单板层积材（laminated veneer lumber，LVL）及单板条定向层积材（parallel strand lumber，PSL）等。但这些木质工程材料的截面多是矩形且为实心结构。

为了满足现代木结构建筑对圆形木柱的需求，出现了依据单板层积原理、模拟木材细胞壁 S2 层的构造、应用螺旋缠绕法制备的新型工程材料——空心圆筒单板层积材，其构造模型图如图 1-3 所示。山内秀文[31]采用柳杉与黑松单板作为试验原料，制备了圆筒 LVL，通过研究发现，该结构在长轴方向的力学性能较为优越。魏延霞[32]采用杨木与桦木旋切单板，添加玻璃纤维作为增强材料，制备了复合型圆筒 LVL，通过分析发现，该结构依然存在吸湿滞后特性，同时，玻璃纤维的加入可以提高圆筒 LVL 的抗弯强度及尺寸稳定性。

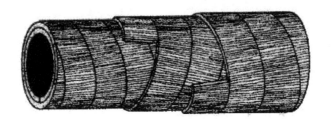

图 1-3 空心圆筒单板层积材的构造模型图

近年来，随着国家禁止采伐天然林举措的实施及人工林木材的开发利用，出现了不同截面形状的空心胶合木柱，一些典型的截面形状如图 1-4 所示。空心结构可以节省木材，减轻结构自重，可提高结构自身的刚度及抗震性，同时可在空心部位进行功能设计。罗志华[33]用落叶松制备了胶合空心木柱，并用碳纤维布对其进行加固。陈银慧等[34]探索了胶合空心木柱的制备工艺，并对其截面形状进行了设计。

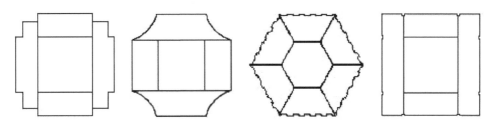

图 1-4 空心胶合木柱的截面形状图

点阵结构也是一种空心结构，现被广泛应用于复合材料领域，由于该结构具有轻质高强，空隙率大，容易埋藏小型器件或功能性材料的优势，也被应用到了木质工程材料领域[35, 36]。张利[37]采用木质材料设计制备了两种点阵结构，与集成材、工字梁（I-shape beam）进行分析对比，发现点阵结构的设计在比强度、比模量、阻尼性能、韧性方面优势更大，同时该结构自重小、成本低。Jin 等[38]采用插入-胶合法制备了木质基二维点阵夹芯结构，通过研究发现，木质基点阵夹芯结构有较好的能量吸收能力。Klimek 等[39]采用嵌锁工艺制备了 Kagome 木质基夹芯结构，如图 1-5 所示，芯子材料选用胶合板，面板材料为刨花板，通过分析结构的平压、侧压与弯曲性能，发现该结构在轻质方面具有一定的竞争性。

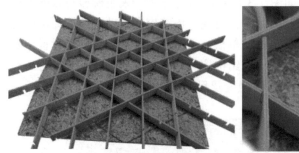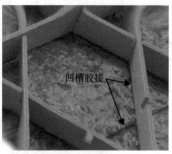

凹槽胶接

图 1-5　Kagome 木质基点阵夹芯结构

通过上述分析可知，为满足现代木结构建筑的需求，一些新型生物质工程材料，如圆形木柱、空心结构逐渐进入了人们的视线，但这方面的研究还较少，故生物质材料空心结构的研究具有一定的必要性。

1.2　点阵夹芯结构

近年来，普林斯顿大学的 Evans 等[40]、Chiras 等[41]、Wang 等[42]，剑桥大学的 Deshpande 等[43]，麻省理工学院的 Wallah 和 Gibson[44]，哈佛大学的 Wicks 和 Hutchinson[45]等提出了空间点阵夹芯结构的概念。与现有空间网架结构相类似，空间点阵夹芯结构是由连接结点及结点间的杆件单元组成的，但点阵夹芯结构的尺寸要小得多。点阵夹芯结构具有空隙率大且相互联通的特点，易于埋置功能性材料和小型器件等，因此可实现储能、热控等多功能一体化。由于优异的比强度和比刚度及较大的相互连通空间，点阵夹芯结构被视为最有前景的新一代材料。最初，点阵夹芯结构是依据高强度的铝合金（如钛[46]和铝[47]）来设计与制备的。Wicks 和 Hutchinson[48]基于指定的横向剪切与弯曲载荷来优化设计这种点阵夹芯结构。除此之外，这种点阵夹芯结构的动静态力学响应被国内外多名学者所研究[49-55]。

由于使用碳纤维复合材料制备的点阵夹芯结构具有轻质高强的特点，因此吸引了大批国内外学者对其进行研究[56-64]。碳纤维点阵夹芯结构的主要制备工艺有两种，分别是预浸料热压法[56-60]和插入-胶合法[63, 64]。2011 年，Li 等[65]研究了碳纤维复合材料金字塔点阵夹芯结构在端压时的结构响应，试验表明节点破坏是碳纤维金字塔点阵夹芯结构在端压时的主要失效模式。2012 年，Xiong 等[66]研究了碳纤维金字塔点阵夹芯结构的三点弯曲和纯剪切性能。2013 年，Manalo[67]研究了由玻璃纤维复合材料的面板和蜂窝状芯子材料制作成的纤维增强材料夹芯结构梁，在短梁弯曲（对称和非对称）模式下的剪切行为。2013 年，Fan 等[68]研究了不同面板厚度的点阵夹芯结构的弯曲性能和压缩行为。2013 年，Yan 等[69]研究了全金属波浪芯子夹芯结构的力学行为。2014 年，Wang 等[70]采用热压一体成型工艺制备了二维碳纤维增强复合材料夹芯结构。试验表明：在剪切和弯曲试验中，当面板出现分层现象时节点并未出现破坏；与传统的夹芯结构相比，面板的分层是夹芯结构最初的破坏形式，先于面板与芯子的剥离。Yin 等[71]研究了一种新型的混合点阵夹芯结构，他们将二阶点阵芯子材料用于制备碳纤维复合材料金字塔点阵夹芯结构。

由于低密度碳纤维增强复合材料具有优异的力学性能，可被用于制备超轻点阵夹芯结构，从而得到越来越多的关注。目前，碳纤维点阵夹芯结构的制备工艺主要有两种，即预浸料热压法和插入-胶合法。这些点阵夹芯结构由特殊金属或者碳纤维增强材料制备而成，被用于高速交通工程和航空航天工程，但在木结构领域，还没有报道运用木质复合材料来制备木质基点阵夹芯结构。

1.3　点阵圆筒结构

格栅结构的概念[72]提出后，其较高的结构设计性与潜在的功能优越性，吸引了人们的关注。格栅结构的几何形式可设计，相比于同等重量的结构，具有较好的力学性能；相比于蜂窝夹芯结构，具有较好的抗腐蚀性能；相比于传统的结构形式，具有较好的抗冲击性，肋条的裂缝不易传播，故该结构被广泛地应用在航空航天领域。杜善义等[73]指出，为进一步实现结构的轻质高强，可以根据结构的受力情况来设计增强体的取向。点阵圆筒结构属于格栅结构，其增强体的取向为轴向，其设计理念为承压结构。

点阵圆筒结构根据 Deshpande 等[9]提出的拓扑规则，可以分为拉伸主导型结构和弯曲主导型结构，图 1-6 为一些常见的胞元构型。图 1-6 中，六边形胞元（图 1-6a）与四边形胞元（图 1-6b）为弯曲主导型结构，其余均为拉伸主导型结构。拉伸主导型结构的杆件在受力过程中主要产生轴向变形，弯曲变形忽略不计，弯曲主导型结构的杆件在受力过程中主要产生弯曲变形。范华林等[74]通过比较弯曲主导型和拉伸主导型结构的模量与强度特征发现，在相同密度下，拉伸主导型结构的模量与强度远大于弯曲主导型结构，故拉伸主导型材料更加吸引人们的关注。

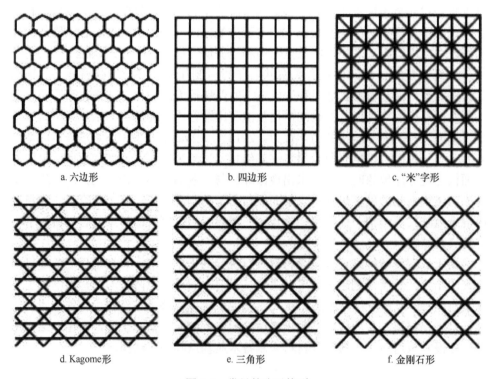

a. 六边形 b. 四边形 c. "米"字形

d. Kagome形 e. 三角形 f. 金刚石形

图 1-6　常见的胞元构型

制备点阵圆筒结构的关键是制备点阵肋条，缠绕法[16, 75, 76]是最常用的一种制备工艺。缠绕法分为两类：自由缠绕与凹槽缠绕。自由缠绕制备的点阵肋条横截面形状不固定，杆件的质量较差，制备的点阵结构含有自由缺陷；凹槽缠绕在模具辅助的作用下，点阵肋条的截面形状容易控制，故该种制备方法被广泛应用于航空航天领域。常见的模具材料包括金属[16]、硬质聚氨酯泡沫塑料、石膏和硅橡胶等[77]。Chen 等[75]采用金属模具设计制备了 Kagome 点阵夹芯圆筒结构，为方便脱模，通常分为多个模具块。Buragohain 和 Velmurugan[77]采用硬质聚氨酯泡沫塑料作为模具材料制备点阵圆筒结构，如图 1-7 所示。张昌天[78]采用硅橡胶作为模具材料，如图 1-8 所示。

点阵圆筒结构的力学性能研究集中在平压试验、理论分析与有限元分析方面。Kim[16]制备了碳纤维等网格加筋点阵圆筒，通过轴向力学测试，发现该结构的主

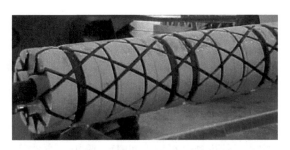

图 1-7　硬质聚氨酯泡沫塑料模具（彩图请扫封底二维码）

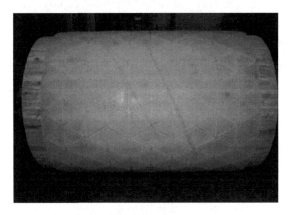

图 1-8　硅橡胶模具（彩图请扫封底二维码）

要失效形式为肋条的屈曲。Fan 等[76]制备了碳纤维点阵夹芯圆筒，轴向压缩测试发现点阵夹芯圆筒的刚度与强度优于加筋点阵圆筒。Sun 等[79]针对碳纤维复合材料点阵夹芯结构的失效模式——整体屈曲、面层胞元屈曲、面层局部屈曲、点阵肋条压折和强度失效，分别给出了理论预测公式。Lopatin 等[80]通过分析给出了点阵圆筒结构的轴向位移计算公式，同时推导计算了壳体的轴向刚度。张昌天[78]通过有限元分析，探索了点阵圆筒参数对比载荷与刚度的影响。

点阵圆筒结构是一种空心结构，在复合材料领域主要使用碳纤维与玻璃纤维制备[81-83]，在生物质材料方面的研究相对较少，故本书将会采用生物质材料制备点阵圆筒结构，对其性能进行分析探索。

1.4　木质夹芯结构

2004 年，许小君等[84]设计了一种以纸、钙塑板、三合板和废旧瓦楞板为面板，以添加了不同剂量发泡材料的聚氨酯材料作为芯材，以铜丝、纸、纱布和瓦楞板为夹层，利用聚氨酯发泡材料自身的黏合力构成的功能性夹芯复合材料，这种材料可作为具有防潮、隔热、隔音等功能的功能性材料使用。2007 年，徐朝阳[85]

使用不同的木质材料作面板与纸质蜂窝复合材料制备绿色包装材料，并研究了这种夹芯材料的流变特性、抗弯性能及共面异面变形机制。2009 年，方海等[86]以玻璃纤维树脂面板与泡桐木芯材制备了一种用于快速拼装道面垫板的夹芯结构材料；继而在 2012 年，陈林等[87]又研究了以泡桐木作为芯材，玻璃纤维增强塑料（glass fiber reinforced plastic, GFRP）、竹作为面层的夹层梁试件的弯曲性能。2012 年，韩超[88]研究了木质单板-浸渍蜂窝纸芯夹层复合材料、木塑板-浸渍蜂窝纸芯夹层复合材料及木塑发泡夹芯复合材料在冲击、侧压、弯曲等方面的性能。2012 年，郭禾苗[89]基于质量功能展开（quality functional deployment, QFD）和发明问题解决理论（theory of inventive problem solving, TRIZ）进行新型木质吸声板的研究，制备了面穿孔单层及双层蜂窝夹芯木质吸声板。

1993 年，Lakes[90]提出分层蜂窝结构，研究发现它的塑性强度是同等密度普通材料的 3.8 倍。Kawasaki 等制备了以木质层板作为面板、以低密度纤维板作为芯层的夹层板，作为木质基结构嵌入用的墙体和楼板，并研究了其面内剪切性能、隔热和保温性能[91, 92]，以及不同面板材料、面板厚度和芯层密度对其力学性能的影响[93]，试验结果表明，这种夹层板有足够的厚度，其隔热性能优于保温性能，且质轻，并具有足够的胶接强度和很好的尺寸稳定性，特别适用于轻型结构的结构嵌入部分。2007 年，Kljak 和 Brezović[94]研究了由三层胶合板面板与聚氯乙烯（polyvinyl chloride, PVC）泡沫芯子组成的夹芯材料的弯曲性能，分析了胶合板中三层单板的厚度比对材料性能的影响。2010 年，Atas 和 Sevim[95]研究了轻木芯子与 PVC 泡沫芯子（以环氧树脂基玻璃纤维复合材料为面板）在冲击载荷下的性能。2011 年，Fernandez-Cabo 等[96]以低密度纤维板为芯子、定向刨花板（oriented strand board, OSB）为面板制备了一种夹芯材料用作建筑材料，并分析了这种材料的剪切性能。2011 年，Banerjee 和 Bhattacharyya[97]使用三层胶合板制备了一种波纹状芯子，并用三层胶合板作面板制备成了夹芯结构，同时分析了其面外剪切性能及在载荷下的破坏形式。2011 年，Chen 等[98]对应用于家具中的蜂窝夹芯结构板材进行了弯曲蠕变性能的研究，这种板材以胶合板、中密度纤维板或硬纸板为面板，以牛皮纸蜂窝作为芯子制备而成。2013 年，Sargianis 等[99]研究了天然材料基夹芯复合材料的振动阻尼和吸音性能，这种夹芯材料的面板采用棉纤维或竹纤维的乙烯基酯树脂复合材料，芯层分别采用 Rohacell 硬质泡沫或轻木材料，研究者将其与环氧树脂基碳纤维复合材料夹芯结构的性能进行对比，以期将其应用于民用飞机中。Reddy 等[100]制备了两种以丝棉木作为面板、铝蜂窝作为芯层的夹层板，分别为Ⅰ型和Ⅱ型，并研究了其在静态载荷和低速冲击载荷作用下的能量吸收响应。试验表明，这种夹层板的能量吸收能力随着动态载荷的增加而增大。在低速冲击载荷条件下，Ⅰ型夹层板较Ⅱ型夹层板具有更好的能量吸收能力。O'Loinsigh 等[101, 102]研究了用插入圆棒榫的方法来进行连接的全尺寸木梁的力学性能。尽管这些木质夹层结构有效地降低了其自身的重量，但其芯层的封闭性设计限制了多功能化的实现。

1.5　本书主要研究内容

本书主要分为三部分，第一部分为第 1 章，概述了木质（生物质）工程材料及点阵结构的研究现状，第二部分为第 2~5 章，主要涉及木质基点阵夹芯结构力学性能的研究，第三部分为第 6~9 章，主要涉及菠萝叶纤维点阵圆筒结构的力学性能研究。

第二部分的研究，是基于一种相互连通的大空间设计，在木质夹层结构的基础上，运用木质复合材料来制备木质基点阵夹芯结构。选取定向刨花板、单板层积材和桦木锯材作为点阵夹芯结构的面板，并用无损评价的方式来进行优选；选取桦木圆棒榫作为点阵夹芯结构的芯层材料（点阵柱），并通过正态测试的方法来进行优选。本书研究的点阵夹芯结构的拓扑形式主要是直柱型、倾斜型和 X 型 3 种。通过面板材料、圆棒榫和拓扑形式的不同组合来分析其平压性能、剪切性能、弯曲性能与侧压性能，并与理论模型作对比。最后对木质基点阵夹芯结构的其他制备工艺、可赋予的功能和应用进行了展望。

第三部分的研究，主要在探索一种新型的生物质工程材料，将天然纤维与点阵圆筒空心结构的设计相结合，分析探索了点阵圆筒结构平压性能，希望能够得到一种轻质高强、具有较高的比强度和比刚度，同时可以在连通空间中配置功能性材料的结构，以期用于现代木结构建筑等领域，如地板、柱子等。主要研究包括：以菠萝叶纤维作为增强体，以酚醛树脂作为基体，采用缠绕法制备菠萝叶纤维点阵圆筒结构，并分析测试菠萝叶纤维增强复合材料的弹性参数；探索菠萝叶纤维点阵圆筒结构的平压性能，分别进行试验测试、理论分析与有限元分析，并进一步对结构参数进行分析优化；采用试验测试与有限元分析相结合的方式，分析探索不同胞元构型与圆筒层数对菠萝叶纤维点阵圆筒平压性能的影响；以菠萝叶纤维和玻璃纤维作为增强体，以酚醛树脂和改性的环氧树脂为基体，采用一体成型的缠绕法，以不同的夹芯组坯方式制备点阵圆筒结构，并对其平压性能进行分析。

2 木质基点阵夹芯结构的制备

木材是一种常见的建筑材料。19 世纪以前，房屋的承重部件很多都是实木；19 世纪以后，木质工程材料取代实木作为承重部件，其所占的比重也越来越大。受全球变暖及世界森林资源急剧减少的影响，优质木材越来越稀少。随着人们生活水平的提高和经济的快速发展，对优质木质材料的需求越来越大。传统木质工程材料，如单板层积材、结构用集成材、工字梁等，可以取代优质大径级实木作为工程材料应用于木结构建筑中。但其本身固有的一些缺点限制了其应用范围。此外，木质夹层结构的封闭结构设计限制了其多功能化的发展。

本章设计并制备了 3 种不同构型的木质基点阵夹芯结构，即直柱型、倾斜型和 X 型木质基点阵夹芯结构。考虑到木质复合材料加工的便利性及现有的加工技术和设备，通过一种插入-胶合的方法来制备木质基点阵夹芯结构，并对试验原材料和这 3 种构型的木质基点阵夹芯结构的制备过程进行了叙述。

2.1 试 验 材 料

试验材料主要分为面板材料、芯层材料、增强材料和胶黏剂四大类。面板材料包括定向刨花板（OSB）、杨木单板层积材（LVL）和桦木锯材；芯层材料为桦木圆棒榫；增强材料为玻璃纤维编织布；胶黏剂有两种，分别为环氧树脂、聚酰胺树脂混合液和水性高分子异氰酸酯。

材料清单如下。

OSB：购买于湖北宝源木业有限公司，幅面为 2440mm×1220mm，公称厚度分别为 14mm 和 15mm。

杨木 LVL：有两种，一种是实验室自制的，公称厚度为 15mm，标注为 LVL_1；另一种是从寿光市富士木业有限公司购买的，幅面为 1520mm×1220mm，公称厚度为 18mm，标注为 LVL_2。

桦木锯材：来源于东北林业大学林场，尺寸不一，故使用圆锯机等木材加工设备对锯材进行定长、定宽、定厚。

桦木圆棒榫：购买于哈尔滨腾展木业有限公司，材料树种为白桦，表面带有直纹，有多种尺寸——长度 50mm、直径 12mm（L50D12），长度 50mm、直径 10mm（L50D10），长度 40mm、直径 10mm（L40D10），长度 50mm、直径 8mm（L50D8），长度 60mm、直径 8mm（L60D8）。

玻璃纤维编织布：购买于南京华浩复合材料有限公司，公称厚度为 0.85mm。

环氧树脂：购买于黑龙江省科学院石油化学研究院（简称黑龙江石化院），型号为 J-22B/C。聚酰胺树脂：购买于定远县丹宝树脂有限公司，该品为环氧树脂的新型优良固化剂和增韧剂。将环氧树脂与聚酰胺树脂按照 1:1 的配比，混合均匀待用。

水性高分子异氰酸酯：购买于哈尔滨绿时代胶业股份有限公司，型号为 K-3897。此胶为双组分，包括主剂乳白胶和固化剂异氰酸酯，主剂与固化剂按照质量比 100:15 配制，混合均匀待用。其胶接性能一般，但价格低廉，主要用于木质材料之间的胶接。

2.2 点阵夹芯结构的构型设计

2.2.1 直柱型点阵夹芯结构

直柱型木质基点阵夹芯结构的胞元如图 2-1 所示，结构由上下面板和芯层的圆棒榫构成，圆棒榫通过胶黏剂连接着上下面板构成一个整体的结构，且圆棒榫与上下面板垂直。胞元中每个圆棒榫的直径为 d，打孔深度为 c，芯子总长度为 l_0，上下面板之间的距离为 l，胞元的长与宽分别为 a 和 b，上下面板厚度均为 t_f。则点阵芯子的相对密度（点阵芯子密度与组成点阵单元的实体材料密度的比值）为

$$\bar{\rho} = \frac{\pi d^2}{4ab} \tag{2-1}$$

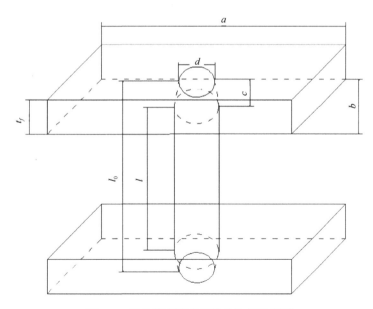

图 2-1　直柱型点阵夹芯结构胞元示意图

2.2.2 倾斜型点阵夹芯结构

由于直柱型木质基点阵夹芯结构的上下面板与圆棒榫垂直，因此其抵抗剪切载荷的能力较差。为提高这种结构的抗剪切性能，将直柱型点阵夹芯的圆棒榫旋转一定角度，使其与上下面板成一定角度，这样的结构既能承受压缩载荷又能承受剪切载荷。这种面板和圆棒榫成 45°的点阵夹芯结构称为倾斜型木质基点阵夹芯结构。这种结构由中间芯层的圆棒榫和上下面板组成，上下面板与圆棒榫通过胶黏剂黏接，其倾斜角为 ω。图 2-2 中每个圆棒榫的直径为 d，芯子总长度为 l_0，打孔深度为 c，面板之间的芯子长度为 l，胞元的宽度为 b，胞元长度 $a=2(l\cos\omega+t)$，上下面板厚度均为 t_f。相邻两个圆棒榫的端部间距为 t。则点阵芯子的相对密度 $\bar{\rho}$ 为

$$\bar{\rho} = \frac{\pi d^2}{4b\sin\omega(l\cos\omega+t)} \tag{2-2}$$

$$l = l_0 - 2c \tag{2-3}$$

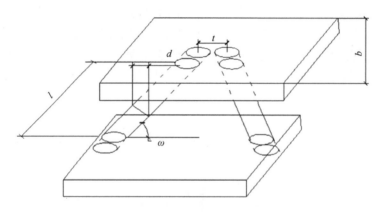

图 2-2　倾斜型点阵夹芯结构胞元示意图

2.2.3　X 型点阵夹芯结构

X 型木质基点阵夹芯结构的胞元示意图如图 2-3 所示。该点阵结构由上下面板和芯层的圆棒榫构成，圆棒榫通过环氧树脂和聚酰胺树脂的混合液连接上下面板以构成一个整体，其中圆棒榫与面板倾角为 θ。胞元中每个芯子的直径为 d，芯子材料圆棒榫长度为 l_0，芯子的长度为 l。X 型木质基点阵夹芯结构胞元的长与宽分别为 a 和 b，上下面板厚度均为 t_f，芯层厚度为 h，芯子间距离为 e。则 X 型木质基点阵夹芯结构芯子的相对密度为

$$\bar{\rho} = \frac{\pi d^2}{4ab\sin\theta} \tag{2-4}$$

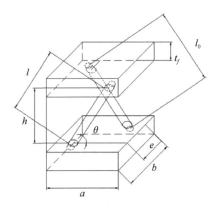

图 2-3 X 型点阵夹芯结构胞元示意图

2.3 单板层积材和木质基点阵夹芯结构的制备工艺

2.3.1 杨木单板层积材的制备

实验室制备的 LVL 选用大青杨（*Populus ussuriensis* Kom）单板，单板公称厚度为 3.0mm，幅面为 400mm×400mm（长×宽），单板含水率为 6%～8%。选取优质旋切单板，单板的外观质量为：表面光滑平整，无裂缝、夹皮、腐朽变色、污渍、毛刺沟痕、空洞、挖补、刀痕、死皮等缺陷。制备杨木 LVL 选用酚醛树脂胶黏剂，购买于北京太尔化工有限公司，型号为 14LP963。

制备方法如下。

施胶：采用单面施胶法，用毛刷对单板逐张沿顺纹方向均匀施胶，施胶量为 220g/m^2。

组坯：组坯前观察单板正反面，组坯时单板按照面对面、背对背的方式铺装，组坯层数为 6 层。

陈化：组坯完成后，板坯需要陈化 15～25min。

热压：将完成陈化工序的板坯放入单层热压机中进行热压试验，选用 15mm 的厚度规进行定厚，热压温度为 150℃，热压时间为 1.5min，压力为 10MPa。

卸压：对已热压完的 LVL 进行分阶段卸压，第一阶段从 10MPa 卸压到 6MPa，并保持 2.5min；第二阶段从 6MPa 卸压到 3MPa，并保持压力 1.5min；第三阶段从 3MPa 卸压到 0MPa，取出 LVL，并将重物置于板上，防止其鼓包和翘曲。制备完成的 LVL 放置 3 天，等待锯制。

2.3.2 简单的插入-胶合方法制备点阵夹芯结构

试验步骤如下。

锯制：按照夹层结构的相关国家标准，使用圆锯机来锯制木质基复合材料点阵夹芯结构的面板，所有面板的宽度均为 60mm。

钻孔：根据单元规格的尺寸设计，使用台钻（西菱 Z516B）和自制的辅具在锯制好的面板上钻孔。

施胶：在完成钻孔作业的面板的孔中施加适量已配制好的水性高分子异氰酸酯。

组装：将直径与钻孔孔径一致的圆棒榫插入下面板，并与上面板组装在一起。

静置：使用拼板夹对组装完的试件施加一定压力成型，静置 72h 等待测试。

木质基点阵夹芯结构制备工艺的流程图如图 2-4～图 2-6 所示。

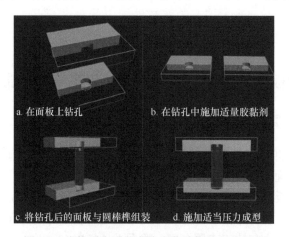

图 2-4　直柱型木质基点阵夹芯结构的制备工艺

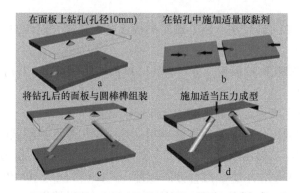

图 2-5　倾斜型木质基点阵夹芯结构的制备工艺

2.3.3　X 型点阵夹芯结构三点弯曲（短梁剪切）试件

（1）X 型点阵夹芯结构构型 I

如图 2-7 所示，夹芯结构构型 I 的圆棒榫在面板上的投影与面板相互垂直。

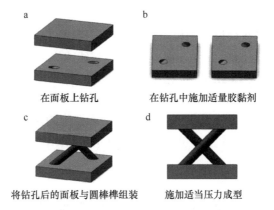

图 2-6　X 型木质基点阵夹芯结构的制备工艺

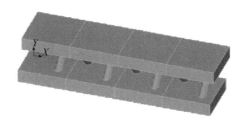

图 2-7　X 型点阵夹芯结构短梁剪切试件 I

（2）X 型点阵夹芯结构构型 II

如图 2-8 所示，夹芯结构构型 II 的圆棒榫在面板上的投影与面板在同一条直线上。

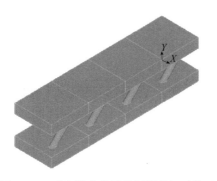

图 2-8　X 型点阵夹芯结构短梁剪切试件 II

（3）BS1 型

用于比较圆棒榫在面板上的投影方向对 X 型点阵结构力学性能的影响。圆棒榫在面板上的投影与面板长度方向相垂直，单元规格设计为 60mm×60mm，圆棒榫尺寸为 L60D8，钻孔深度为 12mm。

（4）BS2 型

用于比较圆棒榫在面板上的投影方向对 X 型点阵结构力学性能的影响。圆棒榫在面板上的投影与面板长度方向在同一条直线上，单元规格设计为 60mm× 60mm，圆棒榫尺寸为 L60D8，钻孔深度为 12mm。

（5）BS3 型

用于比较不同单元规格对 X 型点阵结构力学性能的影响。圆棒榫在面板上的投影与面板长度方向相垂直，单元规格设计为 60mm×120mm，圆棒榫尺寸为 L60D8，钻孔深度为 12mm。

（6）BS4 型

用于比较不同单元规格对 X 型点阵结构力学性能的影响。圆棒榫在面板上的投影与面板长度方向相垂直，单元规格设计为 60mm×60mm，圆棒榫尺寸为 L60D8，钻孔深度为 12mm。

（7）BS5 型

用于比较不同芯子长度对 X 型点阵结构力学性能的影响。圆棒榫在面板上的投影与面板长度方向相垂直，单元规格设计为 60mm×120mm，圆棒榫尺寸为 L50D8，钻孔深度为 12mm。

（8）BS6 型

用于比较不同芯子长度对 X 型点阵结构力学性能的影响。圆棒榫在面板上的投影与面板长度方向相垂直，单元规格设计为 60mm×120mm，圆棒榫尺寸为 L60D8，钻孔深度为 12mm。

（9）BS7 型

用于比较不同钻孔深度对 X 型点阵结构力学性能的影响。圆棒榫在面板上的投影与面板长度方向相垂直，单元规格设计为 60mm×120mm，圆棒榫尺寸为 L60D8，钻孔深度为 9mm。

（10）BS8 型

用于比较不同钻孔深度对 X 型点阵结构力学性能的影响。圆棒榫在面板上的投影与面板长度方向相垂直，单元规格设计为 60mm×120mm，圆棒榫尺寸为 L60D8，钻孔深度为 12mm。

2.3.4　X 型点阵夹芯结构四点弯曲试件

（1）FB1 型

圆棒榫在面板上的投影与面板长度方向在同一条直线上，单元规格设计为 60mm×60mm，圆棒榫尺寸为 L60D8，钻孔深度为 12mm。

（2）FB2 型

圆棒榫在面板上的投影与面板长度方向相垂直，单元规格设计为 60mm×

60mm，圆棒榫尺寸为 L60D8，钻孔深度为 12mm。

（3）FB3 型

圆棒榫在面板上的投影与面板长度方向相垂直，单元规格设计为 60mm×120mm，圆棒榫尺寸为 L60D8，钻孔深度为 12mm。

（4）FB4 型

圆棒榫在面板上的投影与面板长度方向相垂直，单元规格设计为 60mm×120mm，圆棒榫尺寸为 L60D8，钻孔深度为 9mm。

（5）FB5 型

圆棒榫在面板上的投影与面板长度方向相垂直，单元规格设计为 60mm×120mm，圆棒榫尺寸为 L50D8，钻孔深度为 12mm。

2.3.5 增强的插入-胶合方法制备点阵夹芯结构

试验步骤如下。

锯制：与 2.3.2 中的锯制相同。

铺装：用毛刷在杨木单板层积材 LVL_2 倾斜型木质基点阵夹芯结构的面板上均匀施胶，胶黏剂为环氧树脂，施胶量为 $200g/m^2$；然后将裁剪好的玻璃纤维编织布放置于施胶处，并施加合适压力成型，静置 24h。

钻孔：根据单元规格的尺寸设计，使用台钻（西菱 Z516B）和自制的辅具在锯制好的上下面板上钻孔。

施胶：通过环氧树脂胶黏剂将玻璃纤维编织布（1500mm×60mm，长×宽）置中黏接在预钻孔的上下面板底部，并将已钻孔的位置预留出来，方便后续组装，之后施加一定的压力保证玻璃纤维编织布较好地黏接在面板上，静置 24h；在完成钻孔作业并黏接玻璃纤维编织布的上下面板的孔中施加适量已配制好的水性高分子异氰酸酯胶黏剂。

组装：将直径与钻孔孔径一致的圆棒榫插入下面板，并与上面板组装在一起。

静置：使用拼板夹对组装完的试件施加一定压力成型，静置 72h。

边缘处理：将此前未黏接部分的玻璃纤维编织布通过环氧树脂胶黏剂包裹住弯曲试件的顶端（防止边缘效应），施胶面积为 60mm×60mm（长×宽），并施加一定的压力，静置 24h。

2.4 小 结

本章首先对试验材料进行了介绍，说明了其来源；其次对 3 种构型的木质基点阵夹芯结构进行了介绍，并推导出相对应的点阵芯子相对密度表达式；最后对插入-胶合法制备木质基点阵结构进行了叙述，并配图说明。

3 木质基点阵夹芯结构性能的理论分析及检测方法

木质基点阵夹芯结构是一种具有大空隙率的离散结构体，从理论上来研究这种结构的整体力学性能，往往需要将其等效成相同尺寸的均质体，本章依据经典力学推导出该结构的等效模量、强度等力学参数，将离散结构转化为连续体。同时，木质基点阵夹芯结构是木质复合材料的一种新结构形式，目前还没有针对这种结构力学性能的测试标准。本章参考中华人民共和国国家标准和美国材料与试验协会（American Society for Testing and Materials，ASTM）的相关标准，并鉴于制备工艺及试验设备做了相应的调整和改动，分析了木质基点阵夹芯结构的平压、剪切、弯曲和侧压性能的检测方法。

3.1 木质基点阵夹芯结构力学性能的理论分析

3.1.1 平压性能理论分析

由于木质基点阵夹芯结构的点阵芯子（即圆棒榫）是对称分布的，取一根进行受力分析即可了解这种结构在平压载荷下的整体承载情况，如图 3-1 所示[95]。由于木质工程材料制备工艺及木质复合材料的特点，圆棒榫两端插入已钻孔的上下面板内并用胶黏剂进行胶接固定，故可以认为上下面板与圆棒榫为固支连接。由受力分析可知：

$$F_a = \frac{1}{4}\pi d^2 E_c \frac{\delta \sin \omega}{l} \tag{3-1}$$

$$F_s = \frac{3E_c I \delta \cos \omega}{l^3} \tag{3-2}$$

式中，F_a 为圆棒榫内的轴向力；F_s 为圆棒榫内的剪力；$I = \dfrac{\pi d^4}{64}$，为圆棒榫的截面系数；E_c 为圆棒榫的轴向压缩弹性模量；d 为芯子直径；ω 为芯子与面板之间的倾斜角度；l 为面板之间的芯子长度；δ 为结构的总位移。

由上可知：

$$F = F_a \sin \omega + F_s \cos \omega = \frac{E_c \pi d^2 \delta}{4l}\left[\sin^2 \omega + \frac{3}{16}\left(\frac{d}{l}\right)^2 \cos^2 \omega\right] \tag{3-3}$$

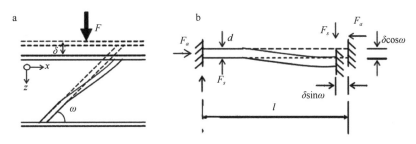

图 3-1　点阵芯子在平压载荷作用下的变形示意图

现在分析倾斜型点阵胞元的受力情况，其 z 方向的等效应力 σ_{zz} 和等效应变 ε_{zz} 为

$$\sigma_{zz} = \frac{2F}{2a \cdot b} = \frac{E_c \pi d^2 \delta}{2l(2a \cdot b)} \left[\sin^2 \omega + \frac{3}{16} \left(\frac{d}{l} \right)^2 \cos^2 \omega \right] \tag{3-4}$$

$$\varepsilon_{zz} = \frac{\delta}{l \sin \omega} \tag{3-5}$$

式中，F 为单个芯子的承载力；a 和 b 分别为包含一个芯子的试件长度和宽度。

由 $E_{zz} = \sigma_{zz} / \varepsilon_{zz}$ 可知：

$$E_{zz} = \frac{E_c \pi d^2 \sin \omega}{4ab} \left[\sin^2 \omega + \frac{3}{16} \left(\frac{d}{l} \right)^2 \cos^2 \omega \right] \tag{3-6}$$

将芯子相对密度表达式（2-2）代入式（3-6），得

$$E_{zz} = E_c \bar{\rho} \sin^4 \omega + \frac{3}{16} E_c \bar{\rho} \left(\frac{d}{l} \right)^2 \sin^2 \omega \cos^2 \omega \tag{3-7}$$

式（3-7）中第一项是由圆棒榫轴向压缩引起的，而第二项是由圆棒榫弯曲导致的。由于杆件单元受力以轴向力为主，每根杆件单元只产生轴向变形，而不产生弯曲变形，且式（3-7）中第二项相对于第一项是一个小量，可以忽略不计。故点阵夹芯结构在 z 方向的弹性模量可表示为

$$E_{zz} = E_c \bar{\rho} \sin^4 \omega \tag{3-8}$$

通过试验现象发现，在压缩载荷作用下，倾斜型木质基点阵夹芯结构的失效模式主要有圆棒榫的剪切失效和面板端部的挤出破坏。

当圆棒榫发生屈曲时，根据欧拉屈曲载荷公式，圆棒榫发生弹性屈曲时的临界屈曲载荷为

$$P_b = \frac{k\pi^2 E_c I}{l^2} \tag{3-9}$$

因为圆棒榫两端固支，取 $k=4$。当圆棒榫发生弹性屈曲时，点阵夹芯结构极限压缩强度可表示为

$$\sigma_{cr} = \frac{2P_b}{\sin \omega (2a \cdot b)} \tag{3-10}$$

简化，得

$$\sigma_{cr} = \frac{\pi^2 d^2 E_c}{4l^2} \bar{\rho} \tag{3-11}$$

当圆棒榫发生剪切失效时，点阵夹芯结构的平压强度（σ_{cr}）和平压模量（E_c）分别为

$$\sigma_{cr} = \sigma_y \sin^2 \omega \bar{\rho} \tag{3-12}$$

$$E_c = E_s \bar{\rho} \sin^4 \omega \tag{3-13}$$

式中，σ_y 和 E_s 分别为圆棒榫的极限压缩强度和弹性模量。

由于在 X 型木质基点阵夹芯结构试件制备过程中存在工艺上的误差，因此需引入刚度折减修正系数。单杭英等[103]发现由于夹层结构中芯子的长度存在差异，夹芯结构承受面外载荷时，载荷从零逐渐增大，结构产生的向下的位移也从零逐渐增大，长度最长的部分最先产生变形并承受载荷。随着载荷继续增大，其余的芯子部分按长度长短依次产生变形，并依次承担载荷。其导致单根芯子的应力先达到最大值并产生芯子破坏，然后其他芯子依次达到最大应力值而被破坏，分析芯子发生破坏的原因与试验现象吻合。所以 X 型点阵夹芯结构中芯子的长度差异影响芯子受力的一致性，导致结构变形增大，刚度降低，其理论分析如下。

图 3-2 为试样平压性能测试的载荷-位移曲线，显然 δ_n 为曲线最大载荷 P_n 相对应的位移。将 $0 \sim \delta_n$ 区间位移等分为 n 段（$\frac{\delta_n}{n} = \delta$）。假定位移 $0 \sim \delta_1$ 区间，有 m_1 根芯子承受载荷；$\delta_1 \sim \delta_2$ 区间，有 m_2 根芯子承受载荷；依次类推，$\delta_{n-1} \sim \delta_n$ 区间，有 m_n 根芯子承受载荷。$m_1 + m_2 + \cdots + m_n = m$，$m$ 为夹层结构中总的芯子数。

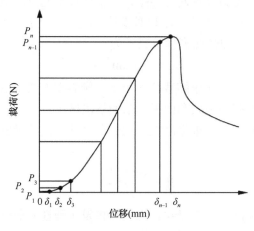

图 3-2 载荷-位移曲线

根据假设，将 $0 \sim \delta_n$ 区间位移等分为 n 段，与每段 δ_i 相应的载荷 P_i 之间的关系满足以下方程：

$$P_1 = m_1 \times \frac{\delta_1 \sin \theta}{l} \times E \times A \qquad (3\text{-}14)$$

$$P_2 = m_1 \times \frac{\delta_2 \sin \theta}{l} \times E \times A + m_2 \times \frac{(\delta_2 - \delta_1)\sin \theta}{l} \times E \times A \qquad (3\text{-}15)$$

$$
\begin{aligned}
P_n &= m_1 \times \frac{\delta_n \sin \theta}{l} \times E \times A + m_2 \times \frac{(\delta_n - \delta_1)\sin \theta}{l} \times E \times A \\
&\quad + m_3 \times \frac{(\delta_n - \delta_2)\sin \theta}{l} \times E \times A \\
&\quad + \cdots + m_{n-1} \times \frac{(\delta_n - \delta_{n-2})\sin \theta}{l} \times E \times A \\
&\quad + m_n \times \frac{(\delta_n - \delta_{n-1})\sin \theta}{l} \times E \times A
\end{aligned}
\qquad (3\text{-}16)
$$

式中，E 为芯子的压缩弹性模量；A 为芯子的横截面积。

由式（3-16）可得

$$
\begin{aligned}
\frac{P_n l}{EA \sin \theta} &= m_1 \times \delta_n + m_2 \times (\delta_n - \delta_1) + m_3 \times (\delta_n - \delta_2) \\
&\quad + \cdots + m_{n-1} \times (\delta_n - \delta_{n-2}) + m_n \times (\delta_n - \delta_{n-1}) \\
&= \delta_n (m_1 + m_2 + \cdots + m_{n-1} + m_n) \\
&\quad - (m_2 \delta_1 + m_3 \delta_2 + \cdots + m_{n-1}\delta_{n-2} + m_n \delta_{n-1}) \\
&= n\delta (m_1 + m_2 + \cdots + m_{n-1} + m_n) \\
&\quad - \left[m_2 \delta + 2m_3 \delta + \cdots + (n-2)m_{n-1}\delta + (n-1)m_n \delta \right] \\
&= \delta \left[nm_1 + (n-1)m_2 + (n-2)m_3 + \cdots + 2m_{n-1} + m_n \right]
\end{aligned}
\qquad (3\text{-}17)
$$

由式（3-17）可得

$$\delta = \frac{P_n l}{EA \sin \theta \left[nm_1 + (n-1)m_2 + (n-2)m_3 + \cdots + 2m_{n-1} + m_n \right]} \qquad (3\text{-}18)$$

$$\delta_n = \frac{nP_n l}{EA \sin \theta \left[nm_1 + (n-1)m_2 + (n-2)m_3 + \cdots + 2m_{n-1} + m_n \right]} \qquad (3\text{-}19)$$

而夹芯结构中如果不考虑芯子长度差异，假定结构中所有的芯子均匀受力，可得

$$\delta_n' = \frac{P_n l}{mEA \sin \theta} = \frac{P_n l}{EA \sin \theta (m_1 + m_2 + \cdots + m_{n-1} + m_n)} \qquad (3\text{-}20)$$

故夹芯结构在承受面外载荷时不考虑芯子长度差异与考虑芯子长度差异的位移之比为

$$\frac{\delta_n'}{\delta_n} = \frac{nm_1 + (n-1)m_2 + (n-2)m_3 + \cdots + 2m_{n-1} + m_n}{n(m_1 + m_2 + \cdots + m_{n-1} + m_n)} \tag{3-21}$$

当均分数 n 取值越大，m_n 可逐渐递减至等于 1，$1/n$ 值越接近于 0。故可得

$$\frac{\delta_n'}{\delta_n} = \frac{n + (n-1) + (n-2) + \cdots + 2 + 1}{n^2} = \frac{n(n+1)}{2n^2} = \frac{n+1}{2n} \approx \frac{1}{2} \tag{3-22}$$

所以在承受压载时考虑芯子长度差异的结构平压刚度折减修正系数：

$$M = \frac{\delta_n'}{\delta_n} = \frac{1}{2} \tag{3-23}$$

由此得到修正后的平压模量预测公式：

$$E = \rho E_s \sin^2\theta \left[\sin^2\theta + 3\cos^2\theta \left(\frac{r}{l} \right)^2 \right] \tag{3-24}$$

由于 $\theta = 45°$，因此：

$$E = \frac{\rho E_s}{4} \left[1 + 3\left(\frac{r}{l} \right)^2 \right] \tag{3-25}$$

式中，r 为桦木圆棒榫的半径。

3.1.2 剪切性能理论分析

木质基点阵夹芯结构在剪切载荷的作用下的受力分析如图 3-3 所示[95]，其剪切应变为

$$\gamma = \frac{\delta_x}{h_c} = \frac{\delta_x}{l\sin\omega} \tag{3-26}$$

式中，h_c 为面板之间的距离。

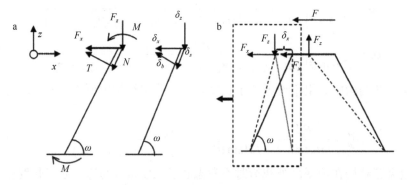

图 3-3 点阵芯子在剪切载荷作用下的变形示意图

对受压杆件进行受力分析：

$$T = F_x \sin \omega - F_z \cos \omega \tag{3-27}$$

$$N = F_x \cos \omega + F_z \sin \omega \tag{3-28}$$

$$F_x = N \cos \omega + T \sin \omega \tag{3-29}$$

$$F_z = N \sin \omega + T \cos \omega \tag{3-30}$$

$$\delta_b = \delta_x \sin \omega - \delta_z \cos \omega \tag{3-31}$$

$$\delta_s = \delta_x \cos \omega + \delta_z \sin \omega \tag{3-32}$$

$$\delta_x = \delta_b \sin \omega + \delta_s \cos \omega \tag{3-33}$$

$$\delta_z = \delta_b \cos \omega + \delta_s \sin \omega \tag{3-34}$$

式中，T 为作用在受压杆件上的轴向内力，单位为 N；N 为作用在受压杆件上的切向内力，单位为 N；δ_s 为杆件的轴向整体位移，δ_x 为结构在 x 方向产生的位移，δ_z 为结构在 z 方向产生的位移，δ_b 为杆件的法向整体位移，单位为 mm；F_x 为 F 在 x 方向的分力；F_z 为 F 在 z 方向的分力。

根据线性梁理论，得到：

$$T = \frac{3\delta_b}{l^3} E_c I \tag{3-35}$$

$$N = A_{11} \frac{\delta_s}{l} \tag{3-36}$$

式中，E_c 为圆棒榫的轴向压缩弹性模量；$I = \dfrac{\pi d^4}{64}$，为圆棒榫的截面系数；$A_{11} = \dfrac{1}{4} \pi d^2 E_c$，为圆棒榫的压缩刚度。

在结构受剪切载荷时，面外位移 $\delta_z = 0$，杆件的法向和轴向位移分布分别为 $\delta_b = \delta_x \sin \omega$ 与 $\delta_s = \delta_x \cos \omega$。剪切应力为

$$\tau_{xz} = \frac{2F_x}{2a \cdot b} \tag{3-37}$$

整理得

$$\tau_{xz} = \frac{\pi d^2 \delta_x}{2(2a \cdot b)} \left[\frac{\cos^2 \omega}{l} + \frac{3}{16l} \left(\frac{d}{l} \right)^2 \sin^2 \omega \right] E_c \tag{3-38}$$

剪切应变为

$$\gamma_{xz} = 2 \frac{\delta_x}{l \sin \omega} \tag{3-39}$$

芯子剪切模量为

$$G_{xz} = \frac{\tau_{xz}}{\gamma_{xz}} = \frac{\pi d^2 \sin\omega}{2(2a \cdot b)} \left[\cos^2\omega + \frac{3}{16} \left(\frac{d}{l} \right)^2 \sin^2\omega \right] \frac{E_c}{2}$$

（3-40）

$$= \frac{1}{8} E_c \sin^2 2\omega \bar{\rho} + \frac{3}{16} E_c \sin^4\omega \left(\frac{d}{l} \right)^2 \bar{\rho}$$

式中，$\bar{\rho} = \dfrac{\pi d^2}{4\sin\omega(a \cdot b)}$，为芯子的相对密度。

式（3-40）中第一项是由圆棒榫的轴向压缩变形产生的，而第二项是由圆棒榫的弯曲变形引起的。由于每根杆件单元只产生轴向变形，而不产生弯曲变形，且式（3-40）中第二项相对于第一项是一个小量，可以忽略不计。因此，点阵芯子的剪切模量为

$$G_s = \frac{1}{8} E_c \sin^2 2\omega \bar{\rho}$$

（3-41）

3.1.3 三点弯曲（短梁剪切）性能理论分析

本书涉及的夹芯梁采用深梁理论[104]来研究。在三点弯曲载荷条件下，Allen和Neal[104]给出了中点挠度 Δ 的计算公式：

$$\Delta = \Delta_1 + \Delta_2 = \frac{PL^3}{48(EI)_{eq}} + \frac{PL}{4(AG)_{eq}}$$

（3-42）

$$(EI)_{eq} = 2(EI)_f + (EI)_o = \frac{E_{11}bt^3}{6} + \frac{E_{11}bt(h+t)^2}{2} \approx \frac{E_{11}bt(h+t)^2}{2}$$

（3-43）

$$(AG)_{eq} = bhG_{13}^c$$

（3-44）

式中，Δ_1 为由于弯曲作用产生的挠度；Δ_2 为由于横向剪切作用产生的挠度；$(EI)_{eq}$ 和 $(AG)_{eq}$ 分别为这种夹芯结构梁的等效抗弯刚度与剪切刚度；$2(EI)_f$ 为面板相对其自身的抗弯刚度；P 为夹芯梁中点施加的载荷；L 为跨距；G 为剪切模量；E_{11} 为面板在 1 方向上的等效模量；G_{13}^c 为芯子 1—3 方向上的等效剪切模量；A 为芯子的横截面积；$(EI)_o$ 为由于面板移轴所产生的弯曲刚度；E 为弹性模量；b 为点阵结构的宽度；t 为面板厚度；h 为芯子高度。

均匀化方法不仅可简化计算，而且具有较好的精度，故利用均匀化方法研究点阵夹芯结构刚度问题再合适不过。本书将采用均匀化方法研究 X 型木质基点阵夹芯结构芯子的剪切性能，同时计算出结构在弹性阶段的挠度响应并与试验所得结果比较。在三点弯曲载荷作用下，夹芯结构的上下面板主要承受弯曲载荷，而中层的芯子主要承受剪切载荷，其中下面板受拉，上面板受压。假设夹芯结构的跨度为 l，试件长度为 L_f，宽度为 b，厚度为 H，芯子厚度为 h_c，面板厚度为 t_f，

距跨中 *l*/2 处的位置简支，在跨中处受到载荷 *P* 的作用，如图 3-4 所示。

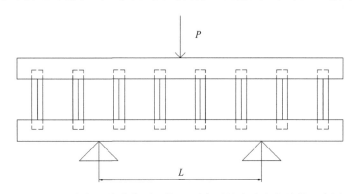

图 3-4 三点弯曲载荷作用下的 X 型木质基点阵夹芯结构示意图

  X 型木质基点阵结构芯层所用杆件的半径、长度和倾斜角度分别为 r_c、l_c 和 θ。这里将杆件的倾斜角度定义为 $\theta=45°$，假设芯子的面内性能是各向同性的。由于芯子是一种典型的拉伸主导型材料，芯子内的杆件主要通过压缩变形来抵抗外载。娄佳[105]认为夹芯结构最主要、最直接的优势在于其较大程度地提高了结构的弯曲性能，通过理论计算出夹芯结构的挠度响应等。

  由于 X 型木质基点阵芯子是一种典型的周期性结构，可取出结构的胞元进行受力分析，以推导其横向剪切模量。X 型点阵芯子的横向剪切模量可表示为

$$G_c = \frac{\tau_c}{\gamma_c} \tag{3-45}$$

式中，τ_c 为芯子的横向剪切应力；γ_c 为横向剪切应变。

  由于 X 型点阵夹芯结构的芯子杆件主要承担轴向压缩载荷，故其横向剪切应力和横向剪切应变分别可以写作：

$$\tau_c = \frac{F_a \sin\theta}{bh_c} \tag{3-46}$$

$$\gamma_c = \frac{\Delta}{l_c \cos\theta} \tag{3-47}$$

式中，F_a 为芯子杆件所受的轴向力；Δ 为 A 点发生的垂直位移。两者存在如下关系：

$$F_a = E_c \pi r_c^2 \frac{\Delta \sin\theta}{l_c} \tag{3-48}$$

  由式（3-45）～式（3-48）可得，芯子的横向剪切模量为

$$G_c = \frac{E_c \pi r_c^2 \sin\theta \cos\theta}{bl_c} \tag{3-49}$$

  由图 3-5 可知，弯曲载荷作用下，X 型木质基点阵夹芯结构的整体变形可以

看作弯矩所引起的弯曲变形与剪切应力所应起的剪切变形之和。弹性阶段的最大挠度通常都发生在跨中处，可表示为

$$\delta = \frac{Pl^3}{48D_{eq}} + \frac{Pl}{4(AG)_{eq}}$$ （3-50）

式中，P 为结构跨中处受到的力；D_{eq} 为夹芯结构的等效弯曲刚度；$(AG)_{eq}$ 为夹芯结构的等效剪切刚度。

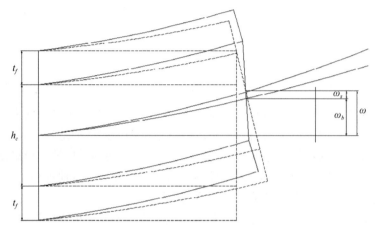

图 3-5　夹芯结构的变形

故本结构的等效弯曲刚度可以写作：

$$D_{eq} = 2D_f + D_0 + D_c$$ （3-51）

式中，D_f 为面板相对于自身中性轴的弯曲刚度，$D_f = E_f b t_f^3 / 12$，t_f 为面板厚度，E_f 为材料的弹性模量；D_0 为由面板移轴所产生的弯曲刚度，$D_0 = E_f b t_f (t_f + h_c)^2 / 2$；$D_c$ 为芯子的弯曲刚度，$D_c = E_c b h_c^3 / 12$。

整体变形是弯曲变形 ω_b 与剪切变形 ω_s 之和。

忽略面板对横向剪切变形的影响，则由图 3-6 可知，这种结构的剪切变形 ω_s' 与芯子的横向剪切应变 γ_{13}^c 的关系为

$$\omega_s'(t_f + h_c) = \gamma_{13}^c h_c$$ （3-52）

结构的横向剪力可以表示为

$$Q = (AG)_{eq} \omega_s' = G_{13}^c b h_c \gamma_{13}^c$$ （3-53）

由式（3-52）和式（3-53）可得，夹芯结构的等效剪切刚度为

$$(AG)_{eq} = b(t_f + h_c)G_{13}^c \tag{3-54}$$

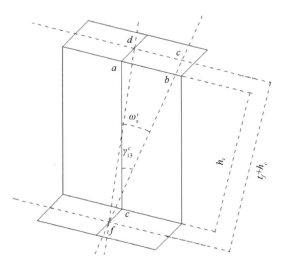

图 3-6 夹芯结构的剪切变形 ω_s'

夹芯结构的挠度响应为

$$\frac{\delta}{P} = \frac{L^3}{48D_{eq}} + \frac{L}{4(AG)_{eq}} \tag{3-55}$$

在三点弯曲载荷作用下，这种夹芯结构梁的弯矩通常由上下面板共同承担[49]。主要失效模式：面板压溃、面板分层、圆棒榫与面板结点的破坏。

面板发生压溃时的临界载荷 P_{cr} 为

$$P_{cr} = \frac{4bt(h+t)}{L}\sigma_c \tag{3-56}$$

式中，σ_c 为面板压溃强度，单位为 MPa。

面板发生局部屈曲的临界载荷 P_{cr} 为

$$P_{cr} = \frac{4bt(h+t)}{L}\sigma_\omega \tag{3-57}$$

$$\sigma_\omega = \frac{k\pi^2(EI)_f}{2I_0bt} \tag{3-58}$$

式中，σ_ω 为面板的临界局部屈曲应力；I_0 为发生局部屈曲的结点间的距离；$(EI)_f$ 为面板相对其自身的抗弯刚度；k，本书认为结点为铰接，取 $k=1$。

芯子和面板的结点处发生破坏的临界载荷 P_{cr} 为

$$P_{cr} = 2\tau_c bh \tag{3-59}$$

式中，τ_c 为芯子的剪切应力。

3.1.4 四点弯曲性能理论分析

1969 年，Allen 和 Neal[104]理论中提及夹层结构的横截面整体等效抗弯刚度 $(EI)_{eq}$ 等于各部分的抗弯刚度之和，故可得

$$(EI)_{eq} = 2(EI)_f + (EI)_0 + (EI)_c \tag{3-60}$$

式中，$(EI)_f$ 为面板相对于自身中性轴的弯曲刚度，$(EI)_f = E_f bt_f^3 / 12$；$(EI)_0$ 为由面板移轴所产生的弯曲刚度，$(EI)_0 = E_f bt_f (t_f + h_c)^2 / 2$；$(EI)_c$ 为芯子的抗弯刚度，$(EI)_c = E_c bh_c^3 / 12$。

故其抗弯刚度可以表示为

$$(EI)_{eq} = \frac{E_f bt_f^3}{6} + \frac{E_f bt_f (t_f + h_c)^2}{2} + \frac{E_c bh_c^3}{12} \tag{3-61}$$

式中，E_f、E_c 分别为面板、芯子的弹性模量；b 为试件厚度；t_f 为面板厚度；h_c 为芯子厚度。

根据材料力学、夹层梁理论及换算截面理论推导出 X 型木质基点阵夹芯结构桁架的跨中挠度和应力计算公式，在弯曲载荷作用下产生的挠度由弯曲变形 ω_1 与剪切变形 ω_2 两部分组成，Kooistra 等[47]采用材料力学理论推导出的夹层结构跨中处挠度计算公式如下：

$$\omega = \omega_1 + \omega_2 = \frac{aP}{48(EI)_{eq}} \left(3l^2 - 4a^2\right) + \frac{Pl}{6AG_c} \tag{3-62}$$

式中，a 为加载点到支座的距离；l 为支座之间的距离；A 为受剪切截面面积；G_c 为芯子横向剪切模量。

3.1.5 侧压性能理论分析

在侧压载荷条件下，木质基点阵夹芯结构的失效模式与结构几何关系、材料性能有关，其失效模式为面板压溃。

面板发生压溃时临界载荷由式（3-63）计算：

$$P_c = 2\sigma_c hb \tag{3-63}$$

式中，σ_c 为面板压溃强度；h 为点阵夹芯结构芯子高度；b 为点阵夹芯结构的宽度。

3.2   试验材料力学性能的检测方法

3.2.1   桦木圆棒榫力学性能检测方法

由于圆棒榫的几何形状为圆柱形,不同于检测木材压缩强度和弹性模量的矩形试件(60mm×20mm×20mm),为了更好地预测直柱型木质基点阵夹芯结构的平压性能,需要采用柱状压缩试验方法[106]单独测试圆棒榫的压缩性能。从 3 种尺寸的圆棒榫中各随机选出 50 个,称重以计算密度,并将圆棒榫的两端套上两个铁件(圆棒榫插入铁件的深度为 10mm)且保持上下平行,置于两个相互平行且坚硬的圆盘上,使用万能力学试验机(设备型号为 SANS CMT5504)进行压缩试验,如图 3-7 所示;对得到的试验数据进行正态分布统计分析,将优选的圆棒榫用作木质基点阵夹芯结构的点阵桁架。

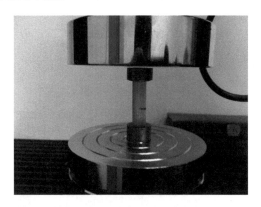

图 3-7   桦木圆棒榫的柱状压缩测试(彩图请扫封底二维码)

3.2.2   胶黏剂胶接强度检测方法

试件的剪切面与载荷方向平行,试验温度为(20±2)℃,湿度为(65±5)%。试件含水率以 12%为准。剪切强度的计算公式如下:

$$f_y = \frac{Q_y}{A_y} \qquad (3\text{-}64)$$

式中,f_y 为胶层剪切强度,单位为 MPa;Q_y 为胶层的破坏载荷,单位为 N;A_y 为胶层受剪切面积,单位为 mm^2。

3.2.3   木质复合材料力学性能检测方法

在本书中,面板的力学性能检测方法主要包括静态力学性能检测方法和无损检测方法。静态力学性能检测方法是使用万能力学试验机对面板进行破坏检测，通过计算得到面板的静态弹性模量（static modulus of elasticity，MOE）和静曲强度（modulus of rupture，MOR）。无损检测方法[107]是对面板进行以纵向共振和弯曲振动为主的快速傅里叶变换（fast Fourier transform，FFT）分析检测，通过计算得到面板的动态弹性模量。

3.2.3.1 无损检测方法

无损检测方法为快速傅里叶变换（FFT）分析检测方法，即使用设备型号为ONO SOKKI CF-5220Z 的 FFT 分析仪，对面板材料和弯曲试件面板进行以弯曲振动方法与纵向共振方法为主的 FFT 分析检测，从而得到面板材料和弯曲试件面板的动态弹性模量。

（1）纵向共振测试方法

纵向共振测试方法如图 3-8 所示。计算公式如下：

$$E_p = \rho \left(\frac{2lf_n}{n} \right)^2 (n=1, \ 2, \ 3, \ \cdots, \ n) \tag{3-65}$$

式中，E_p 为纵向共振弹性模量；ρ 为密度；l 为长度；f_n 为固有振动频率；n 为频率阶数。

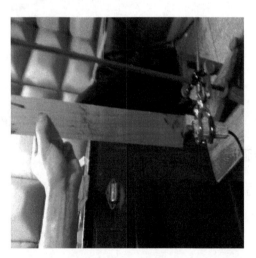

图 3-8　纵向共振测试方法（彩图请扫封底二维码）

（2）弯曲振动测试方法

弯曲振动测试方法如图 3-9 所示。检测时取前 4 个共振频率，利用考虑剪力和回转惯性力影响的 TGH（Timoshenko-Goens-Hearmon）法，计算得到面外弯曲振动弹性模量 E_f。

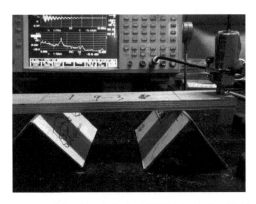

图 3-9 弯曲振动测试方法（彩图请扫封底二维码）

3.2.3.2 静态力学检测方法

（1）OSB

根据《人造板及饰面人造板理化性能试验方法》（GB/T 17657—2013）[108]的有关规定，对 OSB 的静态弹性模量（MOE）和静曲强度（MOR）进行检测。试件尺寸为 330mm×50mm×14mm，共 36 个试件。

（2）LVL

根据《单板层积材》（GB/T 20241—2006）[109]的有关规定，对两种 LVL（实验室压制的杨木单板层积材为 LVL₁，市场购买的杨木单板层积材为 LVL₂）的 MOE 和 MOR 进行检测。试件的尺寸分别为 365mm×50mm×15mm 和 428mm×50mm×18mm，各 10 个试件。

（3）桦木锯材

根据《木材抗弯强度试验方法》（GB/T 1936.1—2009）[110]和《木材抗弯弹性模量测定方法》（GB/T 1936.2—2009）[111]的有关规定，对桦木锯材的 MOE、MOR 进行检测。试件的尺寸为 300mm×20mm×20mm，共 30 个试件。

（4）弯曲试件单面板

为了更好地预测木质基点阵夹芯结构在四点弯曲载荷下的挠度响应，根据《结构用集成材》（GB/T 26899—2011）[112]和 EN 408[113]的有关规定，分别对弯曲试件的不同面板材料进行检测。

3.2.3.3 钻孔对面板力学性能的影响

由于本书所采用的制备方法为一种插入-胶合的方法，必须事先在面板的相应位置上钻孔，而钻孔势必会影响面板的力学性能；同时，为了更好地预测木质基点阵夹芯结构在四点弯曲载荷下的挠度响应，有必要评价钻孔对木质基点阵夹芯结构面板力学性能的影响。按照单元规格设计在 OSB 和 LVL 的试件上进行钻孔作业，完成钻孔作业后采取与未钻孔的定向刨花板和单板层积材的试件同样的检测方法进行测试，进行对比分析。

3.3 点阵夹芯结构力学性能的检测方法

3.3.1 平压性能检测方法

以 ASTM C365-05 标准为依据[114]，并结合木质复合材料的特点及制备工艺和试验机来设计试件尺寸。压缩试验在万能力学试验机上进行，采用单向位移加载方式，加载速率为 5mm/min。试验装置如图 3-10 所示。

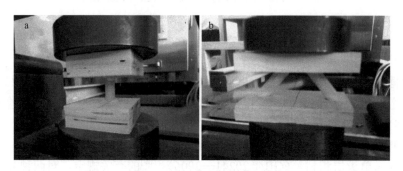

图 3-10　平压试验图（彩图请扫封底二维码）

平压强度计算公式为

$$\sigma_c = \frac{P_{\max}}{b \cdot l} \tag{3-66}$$

式中，σ_c 为平压强度，单位为 MPa；$P_{\max}$ 为最大压缩载荷，单位为 N；b 为试件宽度，单位为 mm；l 为试件长度，单位为 mm。

平压弹性模量计算公式为

$$E_c = \frac{\Delta P \cdot h}{b \cdot l \cdot \Delta h} \tag{3-67}$$

式中，E_c 为平压弹性模量，单位为 MPa；ΔP 为载荷-位移曲线上直线段的载荷增量值，单位为 N；Δh 为对应于 ΔP 的压缩变形增量值，单位为 mm；b 为试件宽度，单位为 mm；l 为试件长度，单位为 mm；h 为试件厚度，单位为 mm。

3.3.2 剪切性能检测方法

剪切性能是点阵夹芯结构的重要性能之一，因此采取拉伸剪切的测试方式来测试其剪切性能。拉伸剪切测试参照 ASTM C273-06 进行，并结合木质复合材料的特点及制备工艺和试验机来设计试件尺寸。剪切试验在万能力学试验机上进行，采用单向位移加载方式，加载速率为 5mm/min，如图 3-11 所示。

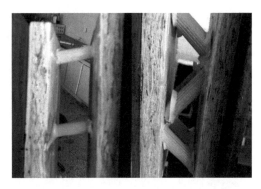

图 3-11　剪切试验图（彩图请扫封底二维码）

剪切应力的计算公式为

$$\tau_c = \frac{P}{l \cdot b}$$ （3-68）

式中，τ_c 为剪切应力，单位为 MPa；P 为试件承受的最大载荷，单位为 N；l 为试件长度，单位为 mm；b 为试件宽度，单位为 mm。

当 P 为破坏载荷时，按式（3-68）计算的结果即为结构的剪切强度。

剪切模量的计算公式为

$$G_c = \frac{(h - 2t_f)\Delta P}{l \cdot b \cdot \Delta h}$$ （3-69）

式中，G_c 为剪切模量，单位为 MPa；h 为试件厚度，单位为 mm；t_f 为面板厚度，单位为 mm；ΔP 为载荷-位移曲线上直线段的载荷增量值，单位为 N；Δh 为对应于 ΔP 的剪切变形增量值，单位为 mm；b 为试件宽度，单位为 mm；l 为试件长度，单位为 mm。

3.3.3　三点弯曲（短梁剪切）性能检测方法

木质复合材料点阵夹芯结构三点弯曲试验参照标准《夹层结构弯曲性能试验方法》（GB/T 1456—2005）进行，并结合木质复合材料的特点及制备工艺和试验机来设计试件尺寸。试验温度为（20±2）℃，湿度为（65±5）%。试件尺寸设计为 240mm×60mm×60mm，跨距为 120mm。试验中压头的圆柱形加载辊直径为 30mm。短梁剪切试验中使用万能力学试验机对试件进行加载速率为 2mm/min 的单向位移加载。试验装置如图 3-12 所示。芯子的剪切应力计算公式为

$$\tau_c = \frac{P \cdot K}{2 \cdot b \left(H - t_f \right)} \tag{3-70}$$

式中，τ_c 为芯子的剪切应力，单位为 MPa；P 为跨中载荷，单位为 N；K 为无量纲数；b 为试样宽度，单位为 mm；H 为试样厚度，单位为 mm；t_f 为试样面板厚度，单位为 mm。

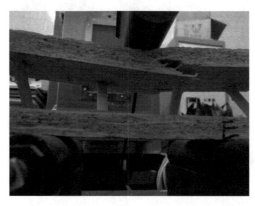

图 3-12　短梁剪切试验图（彩图请扫封底二维码）

K 按式（3-71）、式（3-72）计算：

$$K = 1 - e^{-A} \tag{3-71}$$

$$A = \frac{l}{4t_f} \left[\frac{6G_c \left(H - t_f \right)}{E_f \cdot t_f} \right]^{1/2} \tag{3-72}$$

式中，e 为自然对数的底；A 为无量纲数，按式（3-72）计算；G_c 为芯子剪切模量，单位为 MPa；E_f 为面板弹性模量，单位为 MPa。

面板应力计算公式为

$$\sigma_f = \frac{P \cdot l}{4b \cdot t_f \left(H - t_f \right)} \tag{3-73}$$

式中，σ_f 为面板应力，单位为 MPa。

夹层结构弯曲刚度计算公式为

$$D = \frac{l^2 \cdot a \cdot \Delta P}{16 f_1} \tag{3-74}$$

式中，D 为夹层结构的弯曲刚度，单位为 N·mm²；a 为外伸臂长度，单位为 mm；ΔP 为载荷-挠度曲线在初始弹性阶段的载荷增量值，单位为 N；f_1 为在弹性阶段对应 ΔP 的外伸部分挠度的增量值，即取左右两点的平均值，单位为 mm。

面板的弹性模量计算公式为

$$E_f = \frac{D}{J} \tag{3-75}$$

式中，E_f 为面板弹性模量，单位为 MPa；J 为夹层结构惯性矩，单位为 mm^4。

$$J = \frac{b \cdot t_f \left(H - t_f \right)^2}{2} \tag{3-76}$$

式（3-76）略去芯子和面板本身的弯曲刚度。

夹层结构的剪切刚度计算公式为

$$U = \frac{l \cdot \Delta P}{4 \left(f - \dfrac{l}{3a} \cdot f_1 \right)} \tag{3-77}$$

式中，U 为夹层结构的剪切刚度，单位为 N；f 为对应 ΔP 试样跨中挠度的增量值，单位为 mm。

芯子的剪切模量计算公式为

$$G_c = \frac{U}{b(H - t_f)} \tag{3-78}$$

式中，G_c 为芯子的剪切模量。

3.3.4 四点弯曲性能检测方法

木质基点阵夹芯梁四点弯曲试验参照 GB/T 26899—2011，试件尺寸为 1260mm× 60mm×60mm，跨距为 1080mm，圆柱形加载辊直径为 30mm。试验使用万能力学试验机对试件进行加载，采用位移加载模式，加载速率为 10mm/min，如图 3-13 所示。试件含水率以 12%为准。抗弯弹性模量的计算公式为

$$E = \frac{\Delta P(l - s)(2l^2 + 2ls - s^2)}{8 \Delta ybh^3} \tag{3-79}$$

式中，E 为结构用集成材试样弹性模量，单位为 MPa；ΔP 为载荷-位移曲线上直线段的载荷增量值，单位为 N；Δy 为对应 ΔP 的剪切变形增量值，单位为 mm；l 为跨距，单位为 mm；s 为两加载点之间的距离，单位为 mm；b 为试件宽度，单位为 mm；h 为试件厚度，单位为 mm。

抗弯强度的计算公式为

$$\sigma_b = \frac{3P_b(l - s)}{2bh^2} \tag{3-80}$$

式中，σ_b 为结构用集成材试样抗弯强度，单位为 MPa；P_b 为加载点的总载荷，单位为 N；l 为跨距，单位为 mm；s 为两加载点之间的距离，单位为 mm；b 为试件宽度，单位为 mm；h 为试件厚度，单位为 mm。

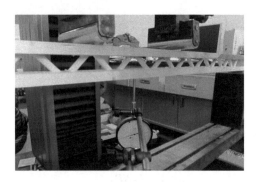

图 3-13　四点弯曲试验图（彩图请扫封底二维码）

3.3.5　侧压性能检测方法

侧压试验参照 ASTM C364-06 和《夹层结构侧压性能试验方法》（GB/T 1454—2005）标准，并结合木质复合材料的特点及制备工艺和试验机来设计试件尺寸。试验温度为(20 ± 2)℃，湿度为(65 ± 5)%。压缩试验在万能力学试验机上进行，采用单向位移加载方式，加载速率为 2mm/min。试件截面为矩形，如图 3-14 所示。夹层结构侧压强度计算公式为

$$\sigma_b = \frac{P_b}{b \cdot h} \tag{3-81}$$

式中，σ_b 为夹层结构的侧压强度，单位为 MPa；P_b 为破坏载荷，单位为 N；b 为试样宽度，单位为 mm；h 为试样厚度，单位为 mm。

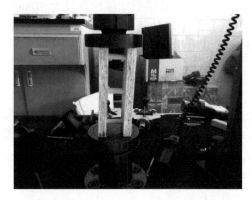

图 3-14　侧压试验图（彩图请扫封底二维码）

夹层结构侧压弹性模量计算公式为

$$E = \frac{l \cdot \Delta P}{b \cdot h \cdot \Delta l} \tag{3-82}$$

式中，E 为夹层结构的侧压弹性模量，单位为 MPa；l 为变形计标距，单位为 mm；

ΔP 为载荷-变形曲线上初始直线段的载荷增量值，单位为 N；b 为试样宽度，单位为 mm；h 为试样厚度，单位为 mm；Δl 为对应 ΔP 标距的 l 的变形增量值，单位为 mm。

3.4 小　结

本章从经典力学出发，对木质基点阵夹芯结构的平压、剪切、弯曲和侧压性能进行了理论分析，并对木质基点阵夹芯结构在不同载荷条件下的不同失效模式进行比较，推导出不同载荷条件下的等效强度和等效弹性模量及失效强度或失效载荷。

同时，对圆棒榫力学性能、胶黏剂胶接强度、面板力学性能及木质基点阵夹芯结构的平压、剪切、弯曲和侧压性能的检测方法作了介绍；对各项力学性能的等效公式进行推导，为后续计算提供依据。

为得到圆棒榫的压缩性能，设计了柱状压缩测试方法；具体介绍了弯曲振动方法和纵向共振方法的相应动态弹性模量的计算方法；根据相应标准，在无损检测完成后进行静态力学破坏试验，并介绍了相应的检测方法；参照相关标准和前人的方法，对不同构型的木质基点阵夹芯结构的各项力学性能的测试方法进行了分析。

4 木质原材料的力学性能分析

本章对试验原材料的力学性能进行了叙述，对比分析了各项力学性能及其产生的原因，并采用正态测试方法来进行圆棒榫的优选，同时运用无损检测方法来评价钻孔对弯曲试件力学性能的影响并进行弯曲试件面板的优选。

4.1 桦木圆棒榫的力学性能分析

由图 4-1 和正态测试结果可知，L50D10 圆棒榫、L50D12 圆棒榫和 L40D10 圆棒榫的压缩强度试验结果在 0.05 的检验水平下，均符合正态分布，而且其质量

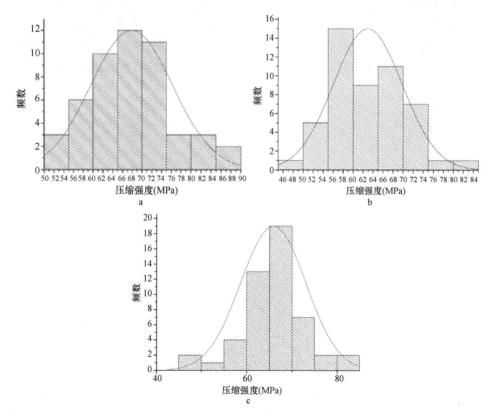

图 4-1　桦木圆棒榫压缩强度的正态测试结果

a. L50D10；b. L50D12；c. L40D10

与压缩强度的相关系数 R 分别为 0.370 51、0.612 07 和 0.5837，均大于 $R_{(48,\ 0.05)}=$ 0.278 71，可以认为 3 种圆棒榫的质量与压缩强度具有密切的线性相关性。因此，分别选取质量范围在 1.96～2.96g、3.20～3.80g 和 1.60～2.00g 的圆棒榫作为点阵桁架。由表 4-1 可知，优选后圆棒榫各项性能的变异系数都明显降低，均低于未筛选试件。

表 4-1　L50D10 圆棒榫、L50D12 圆棒榫和 L40D10 圆棒榫的力学性能

圆棒榫尺寸	密度（g/cm³）	压缩强度（MPa）	弹性模量（MPa）
L50D10	0.6	67.92	3157
	（10.44%）	（14.42%）	（18.51%）
优化结果	0.58	67.63	3326
	（6.03%）	（9.13%）	（10.27%）
L50D12	0.61	62.93	3743
	（10.63%）	（10.97%）	（17.48%）
优化结果	0.61	63.68	3660
	（5.03%）	（8.58%）	（9.45%）
L40D10	0.58	65.86	3824
	（9.28%）	（10.94%）	（19.02%）
优化结果	0.58	66.57	3749
	（5.68%）	（7.42%）	（9.47%）

注：L50D10 圆棒榫指的是长度为 50mm、直径为 10mm 的桦木圆棒榫；L50D12 圆棒榫指的是长度为 50mm、直径为 12mm 的桦木圆棒榫；L40D10 圆棒榫指的是长度为 40mm、直径为 10mm 的桦木圆棒榫；括号中的数值为变异系数。

　　为了更好地预测、评价 X 型木质基点阵夹芯结构的平压强度及平压弹性模量，对 X 型木质基点阵夹芯结构中所使用的 L60D8 圆棒榫和 L50D8 圆棒榫进行压缩性能测定。因为圆棒榫的质量与压缩强度具有密切的线性相关性，所以对圆棒榫进行质量测定并计算其密度，选择密度相当的圆棒榫作为试验原料，降低材料变异性对试验结果的影响，试验结果如表 4-2 所示。

表 4-2　L60D8 圆棒榫和 L50D8 圆棒榫的力学性能

圆棒榫尺寸	密度（g/cm³）	压缩强度（MPa）	弹性模量（MPa）
L60D8	0.62	40.42	3105
	（3.89%）	（10.49%）	（7.27%）
L50D8	0.63	45.64	2608
	（5.12%）	（8.20%）	（16.60%）

注：L60D8 圆棒榫指的是长度为 60mm、直径为 8mm 的桦木圆棒榫；L50D8 圆棒榫指的是长度为 50mm、直径为 8mm 的桦木圆棒榫；括号中的数值为变异系数。

4.2 定向刨花板的力学性能分析

由表 4-3 可知，定向刨花板（OSB）的平均静曲强度为 35.22MPa，平均静态弹性模量为 5.56GPa，介于 E_f 与 E_p 之间，可以认为其原因包括如下几个方面。

表 4-3 OSB 的力学性能

序号	密度（g/cm³）	强度（MPa）	弹性模量（GPa）	弯曲振动弹性模量（GPa）	纵向共振弹性模量（GPa）
1	0.59	27.54	5.05	6.37	4.12
2	0.58	35.50	5.26	7.44	4.36
3	0.62	30.69	6.09	8.17	4.93
4	0.57	27.86	4.38	6.04	3.99
5	0.58	28.79	5.20	7.04	4.42
6	0.59	24.05	4.69	6.33	4.37
7	0.57	22.11	4.25	5.18	3.67
8	0.57	18.62	4.20	5.63	3.70
9	0.57	30.69	4.89	6.19	3.79
10	0.57	27.83	5.18	6.65	4.07
11	0.57	25.81	4.24	5.43	3.63
12	0.58	28.12	4.70	6.43	3.80
13	0.60	41.28	6.31	7.61	4.67
14	0.59	36.36	5.56	6.82	4.22
15	0.60	32.21	4.82	6.62	4.25
16	0.60	30.09	4.92	6.30	4.27
17	0.62	33.16	5.24	7.10	4.41
18	0.62	41.17	5.55	6.97	4.46
19	0.62	34.38	5.92	6.82	4.64
20	0.60	33.42	5.69	6.96	4.27
21	0.61	38.21	5.21	6.19	4.16
22	0.60	46.13	6.05	7.24	4.53
23	0.60	46.23	5.80	6.52	4.08
24	0.59	36.73	6.83	7.00	4.33
25	0.66	51.58	7.41	9.33	5.26
26	0.65	48.72	7.05	7.81	4.97
27	0.60	45.87	5.53	6.44	4.20
28	0.66	42.61	6.32	7.59	5.07
29	0.61	40.26	6.37	7.66	4.68

序号	密度（g/cm³）	强度（MPa）	弹性模量（GPa）	弯曲振动弹性模量（GPa）	纵向共振弹性模量（GPa）
30	0.57	22.74	4.12	5.73	3.58
31	0.64	44.60	6.80	8.17	4.73
32	0.63	32.10	5.56	7.05	4.73
33	0.61	44.87	6.09	7.28	4.49
34	0.65	31.15	5.42	7.30	4.68
35	0.67	36.08	6.43	8.46	5.25
36	0.64	50.21	7.18	8.78	4.92
平均值	0.61	35.22	5.56	6.96	4.38
最大值	0.67	51.58	7.41	9.33	5.26
最小值	0.57	18.62	4.12	5.18	3.58

1）试验通过局部加载测得的静态弹性模量只能反映试件上某一部位的性能，不能像动态测试那样反映其整体的性能。

2）木质材料在进行静曲试验时有可能受到蠕变等黏弹性因素的影响。

3）静态弹性模量最主要反映的是刨花间的接合性能，相比之下动态弹性模量反映的不仅是接合点的性能，也包含刨花本身的性能。

4）在静曲试验条件下，对木质材料加载速率较慢，因此吸收滞后效应会充分发生；而在动态测试条件下，吸收滞后效应来不及发生。

5）定向刨花板的生产工艺有别于普通刨花板，其表层大刨花的密度大于中间层细刨花的密度，所以采用弯曲振动方法检测时，主要反映的是表层大刨花的性能，其动态弹性模量 E_f 要大于静态弹性模量；而采用纵向共振方法检测时，主要反映的是中间层细刨花的性能，故动态弹性模量 E_p 要小于静态弹性模量。

为研究定向刨花板 E_f、E_p 与 MOE 之间的关系，分别将 E_f、E_p 与 MOE 进行相关性分析，结果如下所示。

E_f 和 MOE 的线性拟合曲线如图 4-2 所示，其线性拟合方程为 MOE=0.854 95E_f –0.388 33，由于相关系数 R=0.8889>$R_{(34, 0.05)}$=0.329 11，因此可以认为 E_f 和 MOE 具有密切的线性相关性。

E_p 和 MOE 的线性拟合曲线如图 4-3 所示，其线性拟合方程为 MOE=1.678 37E_p –1.7877，由于相关系数 R=0.845 35>$R_{(34, 0.05)}$=0.329 11，因此可以认为 E_p 和 MOE 具有密切的线性相关性。

由相关性分析可知，E_f、E_p 与 MOE 之间具有密切的线性相关性，故可以使用上述两种方法测定动态弹性模量来预测定向刨花板弯曲试件的静态弹性模量。

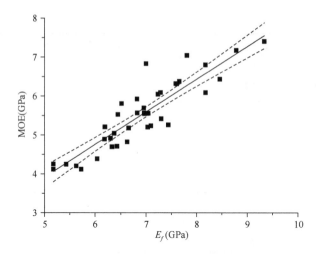

图 4-2 E_f 与 MOE 的线性拟合曲线

黑色方块为序号 1～36 号样品的数据值；实线为这些散点值的线性拟合曲线，
虚线之间为 95% 的置信区间范围

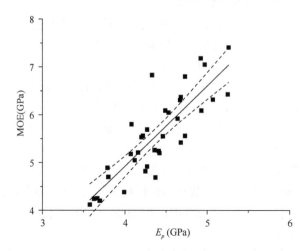

图 4-3 E_p 与 MOE 的线性拟合曲线

黑色方块为序号 1～36 号样品的数据值；实线为这些散点值的线性拟合曲线，
虚线之间为 95% 的置信区间范围

4.3   单板层积材的力学性能分析

4.3.1   LVL₁ 力学性能分析

由表 4-4 可知，LVL$_1$ 弯曲试件的平均静曲强度为 151.59MPa，平均静态弹性模量为 20.33GPa。静态弹性模量介于动态弹性模量 E_f 和 E_p 之间。

表 4-4　LVL$_1$ 的力学性能

序号	密度（g/cm³）	强度（MPa）	弹性模量（GPa）	弯曲振动弹性模量（GPa）	纵向共振弹性模量（GPa）
1	0.57	172.16	21.67	22.36	19.78
2	0.56	153.44	19.55	20.30	18.36
3	0.54	124.00	20.67	21.80	17.81
4	0.57	166.96	21.86	23.21	19.60
5	0.51	137.16	18.95	19.40	17.20
6	0.59	139.77	21.20	21.81	19.61
7	0.59	167.93	20.39	21.23	17.84
8	0.53	149.61	17.99	19.02	17.07
9	0.59	169.74	22.12	22.76	20.80
10	0.57	135.09	18.92	20.39	18.34
平均值	0.56	151.59	20.33	21.23	18.64
最大值	0.59	172.16	22.12	23.21	20.80
最小值	0.51	124.00	17.99	19.02	17.07

为研究杨木单板层积材试件 E_f、E_p 与 MOE 之间的紧密程度及相关性模型形式，分别将 E_p、E_f 与 MOE 进行相关性分析，结果如下所示。

E_f 和 MOE 的线性拟合曲线如图 4-4 所示，其线性拟合方程为 MOE=0.976 97E_f −0.405 93，由于相关系数 R=0.971 79＞$R_{(8, 0.05)}$=0.6319，因此可以认为 E_f 和 MOE 具有密切的线性相关性。

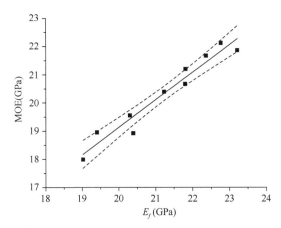

图 4-4　E_f 与 MOE 的线性拟合曲线

黑色方块为序号 1～10 号样品的数据值；实线为这些散点值的线性拟合曲线，
虚线之间为 95% 的置信区间范围

E_p 和 MOE 的线性拟合曲线如图 4-5 所示，其线性拟合方程为 MOE= 0.986 68E_p+1.939 23，由于相关系数 R=0.861 31＞$R_{(8, 0.05)}$=0.6319，因此可以认为 E_p 和 MOE 具有密切的线性相关性。

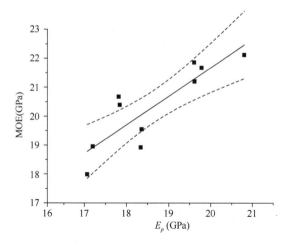

图 4-5 E_p 与 MOE 的线性拟合曲线

黑色方块为序号 1~10 号样品的数据值；实线为这些散点值的线性拟合曲线，虚线之间为 95%的置信区间范围

通过上述相关性分析可知，E_f、E_p 与 MOE 之间具有密切的线性相关性，故可以使用上述两种方法测定动态弹性模量来预测 LVL$_1$ 的静态弹性模量。

4.3.2 LVL$_2$ 力学性能分析

4.3.2.1 LVL$_2$ 标准弯曲试件

由表 4-5 可知，LVL$_2$ 标准弯曲试件的平均静曲强度为 60.01MPa，平均静态弹性模量为 9.12GPa。静态弹性模量小于动态弹性模量 E_f 和 E_p。

表 4-5 LVL$_2$ 弯曲试件的力学性能

序号	强度（MPa）	弹性模量（GPa）	弯曲振动弹性模量（GPa）	纵向共振弹性模量（GPa）
1	43.47	8.08	9.31	10.03
2	43.68	8.17	9.40	10.18
3	57.31	7.95	9.10	10.35
4	72.32	9.86	11.47	11.74
5	62.47	8.43	10.24	10.20
6	65.17	9.88	10.90	10.50
7	74.33	10.46	12.19	11.28
8	55.96	9.78	11.53	10.59
9	64.11	9.42	11.06	10.94
10	61.24	9.21	10.97	10.88
平均值	60.01	9.12	10.62	10.67
最大值	74.33	10.46	12.19	11.74
最小值	43.47	7.95	9.10	10.03

为研究点阵夹芯结构弯曲试件面板 E_f、E_p 与 MOE 之间的紧密程度及相关性模型形式，分别将 E_p、E_f 与 MOE 进行相关性分析，结果如下所示。

E_f 和 MOE 的线性拟合曲线如图 4-6 所示，其线性拟合方程为 MOE=1.049 54E_f –1.115 89，由于相关系数 R=0.806 34＞$R_{(8, 0.05)}$=0.6319，因此可以认为 E_f 和 MOE 具有密切的线性相关性。

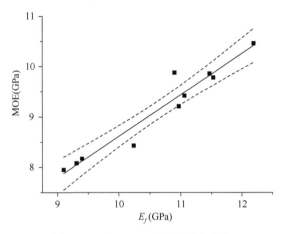

图 4-6 E_f 与 MOE 的线性拟合曲线

黑色方块为序号 1～10 号样品的数据值；实线为这些散点值的线性拟合曲线，
虚线之间为 95%的置信区间范围

E_p 和 MOE 的线性拟合曲线如图 4-7 所示，其线性拟合方程为 MOE=1.280 61E_p –2.626 22，由于相关系数 R=0.866 18＞$R_{(8, 0.05)}$=0.6319，因此可以认为 E_p 和 MOE 具有密切的线性相关性。

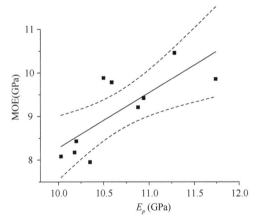

图 4-7 E_p 与 MOE 的线性拟合曲线

黑色方块为序号 1～10 号样品的数据值；实线为这些散点值的线性拟合曲线，
虚线之间为 95%的置信区间范围

通过上述相关性分析可知，纵向共振方法和弯曲振动方法测得的 E_p 及 E_f 与 MOE 之间具有密切的线性相关性，故可以使用上述两种方法测定动态弹性模量来预测点阵夹芯结构弯曲试件面板的静态弹性模量。

4.3.2.2 LVL$_2$ 点阵夹芯结构弯曲试件面板

由表 4-6 可知，点阵夹芯结构弯曲试件面板的平均静曲强度为 48.13MPa，平均静态弹性模量为 11.04GPa。

表 4-6 点阵夹芯结构弯曲试件面板的力学性能

序号	强度（MPa）	弹性模量（GPa）	弯曲振动弹性模量（GPa）	纵向共振弹性模量（GPa）
1	54.35	11.41	12.56	11.65
2	51.34	12.28	12.48	11.49
3	43.15	11.42	10.70	10.27
4	32.02	8.68	10.47	9.51
5	49.65	9.68	10.36	9.65
6	50.50	9.08	10.70	9.54
7	55.37	11.86	12.03	10.48
8	44.72	11.62	11.25	11.02
9	38.70	12.02	12.43	11.07
10	61.51	12.38	13.28	12.06
平均值	48.13	11.04	11.63	10.67
最大值	61.51	12.38	13.28	12.06
最小值	32.02	8.68	10.36	9.51

为探讨点阵夹芯结构弯曲试件面板动态弹性模量与静态弹性模量之间的紧密程度及相关性模型形式，分别将纵向共振弹性模量 E_p、弯曲振动弹性模量 E_f 与静态弹性模量 MOE 进行相关性分析，结果如下所示。

对 E_f 和 MOE 进行线性拟合分析，其曲线如图 4-8 所示，得到线性拟合方程为 MOE$=1.049\,54E_f-1.115\,89$，由于相关系数 $R=0.806\,34 > R_{(8,\,0.05)}=0.6319$，因此可以认为 E_f 和 MOE 具有密切的线性相关性。

对 E_p 和 MOE 进行线性拟合分析，其曲线如图 4-9 所示，得到线性拟合方程为 MOE$=1.280\,61E_p-2.626\,22$，由于相关系数 $R=0.866\,18 > R_{(8,\,0.05)}=0.6319$，因此可以认为 E_p 和 MOE 具有密切的线性相关性。

通过上述相关性分析可知，纵向共振方法和弯曲振动方法测得的动态弹性模量与静态弹性模量之间具有密切的线性相关性，故可以使用上述两种方法测定动态弹性模量来预测点阵夹芯结构弯曲试件面板的静态弹性模量。

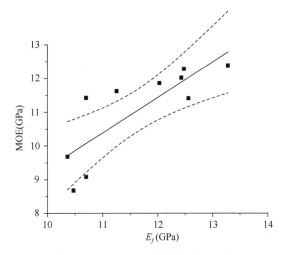

图 4-8　E_f 与 MOE 的线性拟合曲线

黑色方块为序号 1～10 号样品的数据值；实线为这些散点值的线性拟合曲线，
虚线之间为 95% 的置信区间范围

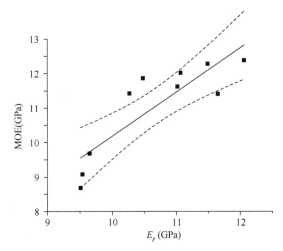

图 4-9　E_p 与 MOE 的线性拟合曲线

黑色方块为序号 1～10 号样品的数据值；实线为这些散点值的线性拟合曲线，
虚线之间为 95% 的置信区间范围

4.4　桦木锯材的力学性能分析

4.4.1　桦木锯材标准弯曲试件

由表 4-7 可知，桦木锯材标准弯曲试件的平均静曲强度为 174.08MPa，平均静态弹性模量为 13.27GPa，小于 E_f（16.22GPa）和 E_p（16.39GPa）。

表 4-7　桦木锯材弯曲试件的力学性能

序号	密度（g/cm³）	强度（MPa）	弹性模量（GPa）	弯曲振动弹性模量（GPa）	纵向共振弹性模量（GPa）
1	0.62	175.45	12.00	14.23	14.32
2	0.63	139.18	13.35	17.20	17.12
3	0.62	219.77	14.43	17.53	18.24
4	0.65	176.55	13.85	17.17	16.43
5	0.66	228.11	16.72	20.62	19.72
6	0.64	171.25	13.65	17.35	17.43
7	0.69	207.24	16.44	19.96	20.37
8	0.60	175.05	11.42	14.46	14.14
9	0.60	188.31	13.63	16.02	15.62
10	0.57	158.13	10.92	14.00	14.51
11	0.59	171.13	14.07	16.08	17.21
12	0.59	169.89	12.78	16.19	16.39
13	0.59	177.63	13.07	16.08	16.88
14	0.68	194.67	17.89	17.65	18.71
15	0.61	183.82	13.99	17.35	17.73
16	0.61	183.84	12.45	15.04	15.01
17	0.57	158.06	11.86	15.78	15.90
18	0.61	177.08	13.12	15.80	15.54
19	0.65	170.78	12.33	15.70	16.06
20	0.64	195.07	16.78	18.89	19.15
21	0.63	125.85	10.10	13.88	14.27
22	0.66	193.53	17.24	19.96	20.46
23	0.63	196.99	11.25	15.45	16.13
24	0.61	165.63	14.81	15.43	15.40
25	0.67	192.12	13.73	16.45	15.72
26	0.64	171.49	12.69	16.72	16.17
27	0.61	158.21	12.82	15.47	16.06
28	0.62	150.07	12.01	14.82	14.47
29	0.62	129.19	8.45	10.60	11.27
30	0.62	118.23	10.24	14.63	15.30
平均值	0.62	174.08	13.27	16.22	16.39
最大值	0.69	228.11	17.89	20.62	20.46
最小值	0.57	118.23	8.45	10.60	11.27

为研究桦木锯材标准试件 E_f、E_p 与 MOE 之间的紧密程度及相关性模型形式，分别将 E_p、E_f 与 MOE 进行相关性分析，结果如下。

E_f和 MOE 的线性拟合曲线如图 4-10 所示，其线性拟合方程为 MOE=0.9623E_f −2.3359，由于相关系数 R=0.8918＞$R_{(28, 0.05)}$=0.361 01，因此可以认为 E_f 和 MOE 具有密切的线性相关性。

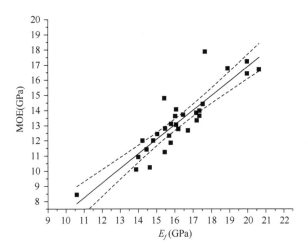

图 4-10　E_f 与 MOE 的线性拟合曲线
黑色方块为序号 1～30 号样品的数据值；实线为这些散点值的线性拟合曲线，
虚线之间为 95%的置信区间范围

E_p 和 MOE 的线性拟合曲线如图 4-11 所示，其线性拟合方程为 MOE=0.9675E_p −2.588 66，由于相关系数 R=0.887 48＞$R_{(28, 0.05)}$=0.361 01，因此可以认为 E_p 和 MOE 具有密切的线性相关性。

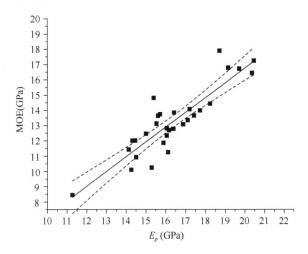

图 4-11　E_p 与 MOE 的线性拟合曲线
黑色方块为序号 1～30 号样品的数据值；实线为这些散点值的线性拟合曲线，
虚线之间为 95%的置信区间范围

通过上述相关性分析可知，纵向共振方法和弯曲振动方法测得的 E_p 及 E_f 与 MOE 之间具有密切的线性相关性，故可以使用上述两种方法测定的 E_p 及 E_f 来预测桦木锯材点阵夹芯结构弯曲试件面板的静态弹性模量。

4.4.2 桦木锯材点阵夹芯结构弯曲试件面板

由表 4-8 可知，桦木锯材点阵夹芯结构弯曲试件面板的平均静曲强度为 69.68MPa，平均静态弹性模量为 11.49GPa，小于 E_f（16.80GPa）和 E_p（15.15GPa）。

表 4-8　桦木锯材点阵夹芯结构弯曲试件面板的力学性能

序号	强度（MPa）	弹性模量（GPa）	弯曲振动弹性模量（GPa）	纵向共振弹性模量（GPa）
1	60.24	12.91	17.72	16.22
2	79.03	13.01	18.79	16.98
3	87.58	14.86	21.91	20.27
4	50.32	8.66	13.02	11.40
5	53.78	9.18	14.16	13.21
6	72.02	9.73	14.35	13.13
7	75.88	12.69	17.70	16.82
8	89.86	14.16	20.42	18.36
9	59.26	10.00	14.87	12.87
10	69.22	12.40	17.72	16.35
11	73.35	11.13	16.43	14.16
12	74.43	12.42	18.38	16.36
13	71.79	10.35	15.71	13.37
14	57.48	10.76	15.85	14.71
15	71.00	10.06	14.90	13.01
平均值	69.68	11.49	16.80	15.15
最大值	89.86	14.86	21.91	20.27
最小值	50.32	8.66	13.02	11.40

E_f 和 MOE 的线性拟合曲线如图 4-12 所示，其线性拟合方程为 MOE= $0.745\,59E_f - 1.034\,36$，由于相关系数 $R=0.9859 > R_{(13,\,0.05)}=0.513\,98$，因此可以认为 E_f 和 MOE 具有密切的线性相关性。

E_p 和 MOE 的线性拟合曲线如图 4-13 所示，其线性拟合方程为 MOE= $0.751\,35E_p - 0.106\,54$，由于相关系数 $R=0.957\,67 > R_{(13,\,0.05)}=0.513\,98$，因此可以认为 E_p 和 MOE 具有密切的线性相关性。

通过上述相关性分析可知，纵向共振方法和弯曲振动方法测得的 E_p 及 E_f 与 MOE 之间具有密切的线性相关性，故可以使用上述两种方法测定的 E_p 及 E_f 来预测桦木锯材点阵夹芯结构弯曲试件面板的静态弹性模量。

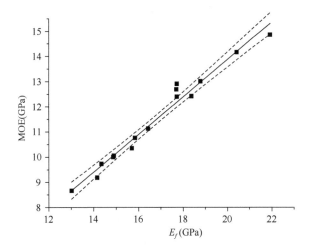

图 4-12 E_f 与 MOE 的线性拟合曲线

黑色方块为序号 1~15 号样品的数据值；实线为这些散点值的线性拟合曲线，
虚线之间为 95%的置信区间范围

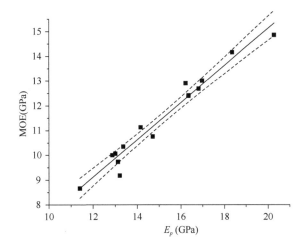

图 4-13 E_p 与 MOE 的线性拟合曲线

黑色方块为序号 1~15 号样品的数据值；实线为这些散点值的线性拟合曲线，
虚线之间为 95%的置信区间范围

4.5 钻孔对木质材料力学性能的影响

由于插入-胶合法这种制备工艺需要在弯曲试件上下面板上钻孔，因此会对面板材料的力学性能造成影响。为了探究钻孔对面板力学性能的影响，分别选取

OSB、LVL$_1$ 和 LVL$_2$ 的标准弯曲试件，用无损检测方法测得其动态弹性模量。其中，MOE$_1$ 和 MOE$_2$ 是根据无损检测试验结果（E_f 和 E_p 与 MOE）的线性回归分析，通过线性公式计算得到的。结果表明，E_f 和 E_p 与 MOE 具有密切的线性相关性。然后在试件上钻孔，最后通过万能力学试验机测得其 MOR 和 MOE，并与动态弹性模量作对比。

随机选取 30 个 OSB 弯曲试件面板材料（尺寸为 1200mm×60mm×14mm），随机分成两组，钻孔深度（c）均为 5mm。一组的钻孔直径（d）为 10mm，另一组的钻孔直径（d）为 12mm。

由表 4-9a、表 4-9b 可知，孔径为 10mm 的弯曲试件的 MOR 比孔径为 12mm 的弯曲试件的 MOR 大；孔径为 10mm 的弯曲试件的 MOE$_1$ 降低比例和孔径为 12mm 的弯曲试件的 MOE$_1$ 降低比例差不多，其降低比例分别为 12.48% 和 12.08%；但孔径为 10mm 的弯曲试件的 MOE$_2$ 降低比例比孔径为 12mm 的弯曲试件的 MOE$_2$

表 4-9a　钻孔对 OSB 力学性能的影响（c=5mm，d=10mm）

序号	强度（MPa）	弹性模量（GPa）	弯曲振动弹性模量（GPa）	弯曲振动弹性模量 1（GPa）	降低比例 1（%）	纵向共振弹性模量（GPa）	纵向共振弹性模量 2（GPa）	降低比例 2（%）
1	43.71	6.61	9.28	7.55	12.45	5.18	6.91	4.34
2	34.30	5.45	7.32	5.87	7.16	4.72	6.13	11.09
3	39.36	6.34	8.46	6.84	7.31	5.14	6.83	7.17
4	42.49	5.47	7.77	6.25	12.48	4.80	6.26	12.62
5	38.94	5.61	7.56	6.08	7.73	4.71	6.12	8.33
6	32.90	4.95	7.24	5.80	14.66	4.34	5.49	9.84
7	32.70	5.22	7.63	6.13	14.85	4.43	5.65	7.61
8	20.93	4.79	6.99	5.59	14.31	4.22	5.30	9.62
9	25.49	4.55	7.53	6.05	24.79	4.56	5.86	22.35
10	23.98	4.51	7.02	5.61	19.61	4.22	5.29	14.74
11	32.06	4.72	6.91	5.52	14.49	4.13	5.14	8.17
12	31.74	4.90	6.92	5.53	11.39	4.32	5.46	10.26
13	29.70	4.87	6.60	5.25	7.24	4.34	5.49	11.29
14	50.45	6.76	9.45	7.69	12.09	5.51	7.46	9.38
15	24.52	4.50	6.09	4.82	6.64	4.08	5.06	11.07
平均值	33.55	5.28	7.52	6.04	12.48	4.58	5.90	10.53
最大值	50.45	6.76	9.45	7.69	24.79	5.51	7.46	22.35
最小值	20.93	4.50	6.09	4.82	6.64	4.08	5.06	4.34

注：弯曲振动弹性模量 1 是根据弯曲振动弹性模量和线性回归方程计算得到的；纵向共振弹性模量 2 是根据纵向共振弹性模量和线性回归方程计算得到的；静态弹性模量的简称为 MOE，弯曲振动弹性模量 1 缩写为 MOE$_1$，纵向共振弹性模量 2 缩写为 MOE$_2$；降低比例 1=|MOE–MOE$_1$|/MOE$_1$×100%；降低比例 2=|MOE–MOE$_2$|/MOE$_2$×100%；表 4-9b~表 4-12b 同。

表 4-9b　钻孔对 OSB 力学性能的影响（c=5mm，d=12mm）

序号	强度 (MPa)	弹性模量 (GPa)	弯曲振动弹性模量 (GPa)	弯曲振动弹性模量 1 (GPa)	降低比例 1 (%)	纵向共振弹性模量 (GPa)	纵向共振弹性模量 2 (GPa)	降低比例 2 (%)
1	43.71	5.90	7.81	6.29	6.20	4.87	6.38	7.52
2	34.30	6.79	9.44	7.68	11.59	5.91	8.14	16.58
3	39.36	5.72	7.49	6.02	4.98	4.84	6.34	9.78
4	42.49	5.20	7.24	5.80	10.34	4.39	5.57	6.64
5	38.94	4.36	5.98	4.72	7.63	4.00	4.92	11.38
6	27.56	5.20	7.09	5.67	8.29	4.45	5.69	8.61
7	28.84	5.09	7.32	5.87	13.29	4.46	5.69	10.54
8	27.35	5.13	7.53	6.05	15.21	4.76	6.20	17.26
9	16.47	4.51	7.04	5.63	19.89	4.54	5.83	22.64
10	29.78	4.94	6.86	5.48	9.85	4.58	5.90	16.27
11	11.86	4.33	6.57	5.23	17.21	4.09	5.08	14.76
12	22.10	5.26	7.58	6.09	13.63	5.15	6.85	23.21
13	36.55	5.74	8.05	6.49	11.56	4.68	6.07	5.44
14	17.99	4.16	6.21	4.92	15.45	4.01	4.94	15.79
15	32.01	5.61	8.28	6.69	16.14	4.59	5.91	5.08
平均值	29.95	5.20	7.37	5.91	12.08	4.62	5.97	12.77
最大值	43.71	6.79	9.44	7.68	19.89	5.91	8.14	23.21
最小值	11.86	4.16	5.98	4.72	4.98	4.00	4.92	5.08

降低比例要小，其降低比例分别为 10.53%和 12.77%。这说明钻孔孔径的大小对面板力学性能有影响，孔径越大，其力学性能降低的程度越大。

选取 40 个 LVL_1 弯曲试件面板材料（尺寸为 1200mm×60mm×15mm），分成两个大组。组 1 共 10 个试件，钻孔深度和孔径均为 10mm，随机分成两组，一组加载时钻孔朝上，一组加载时钻孔朝下；组 2 共 30 个试件，钻孔孔径均为 10mm，钻孔深度共 3 个水平，分别为 5mm、7.5mm 和 10mm，加载时钻孔均朝上。

由表 4-10a、表 4-10b 可知，钻孔朝下试件 MOE_1 和 MOE_2 的降低比例比钻孔朝上试件 MOE 的降低比例要大，钻孔朝上和钻孔朝下试件的 MOE_1、MOE_2 的降低比例分别为 16.37%、17.98%和 19.00%、22.71%；两者的 MOR 差不多。

由表 4-11a～表 4-11c 可知，钻孔深度为 7.5mm 组 MOE_1 的降低比例最小，其次是钻孔深度为 5mm 组和 10mm 组，其降低比例分别为 10.14%、11.58%和 11.70%；钻孔深度为 7.5mm 组 MOE_2 的降低比例最小，其次是钻孔深度为 5mm 组和 10mm 组，其降低比例分别为 17.27%、19.04%和 19.13%；钻孔深度为 10mm 组的 MOR 最小，其次是钻孔深度为 5mm 组和 7.5mm 组。

表 4-10a　钻孔对 LVL_1 力学性能的影响（c=10mm，d=10mm，钻孔朝上）

序号	强度 （MPa）	弹性模量 （GPa）	弯曲振动 弹性模量 （GPa）	弯曲振动 弹性模量1 （GPa）	降低比例1 （%）	纵向共振 弹性模量 （GPa）	纵向共振 弹性模量2 （GPa）	降低比例2 （%）
1	107.64	17.11	22.1	21.19	19.25	19.96	21.63	20.90
2	99.94	15.08	18.48	17.65	14.56	16.86	18.57	18.79
3	99.54	16.58	20.01	19.14	13.38	16.94	18.65	11.10
4	101.88	14.47	18.06	17.24	16.07	16.69	18.40	21.36
5	91.48	15.07	19.36	18.51	18.58	16.60	18.32	17.74
平均值	100.10	15.66	19.60	18.75	16.37	17.41	19.11	17.98
最大值	107.64	17.11	22.1	21.19	19.25	19.96	21.63	21.36
最小值	91.48	14.47	18.06	17.24	13.38	16.60	18.32	11.10

表 4-10b　钻孔对 LVL_1 力学性能的影响（c=10mm，d=10mm，钻孔朝下）

序号	强度 （MPa）	弹性模量 （GPa）	弯曲振动 弹性模量 （GPa）	弯曲振动弹 性模量1 （GPa）	降低比例1 （%）	纵向共振 弹性模量 （GPa）	纵向共振 弹性模量2 （GPa）	降低比例2 （%）
1	86.87	14.99	20.11	19.24	22.09	18.13	19.83	24.41
2	91.33	16.07	20.32	19.45	17.38	18.29	19.99	19.61
3	113.76	15.27	19.8	18.94	19.38	17.89	19.59	22.05
4	112.28	15.16	19.64	18.78	19.28	17.52	19.23	21.16
5	110.30	13.63	17.20	16.40	16.89	16.78	18.50	26.32
平均值	102.91	15.02	19.41	18.56	19.00	17.72	19.43	22.71
最大值	113.76	16.07	20.32	19.45	22.09	18.29	19.99	26.32
最小值	86.87	13.63	17.20	16.40	16.89	16.78	18.50	19.61

表 4-11a　钻孔对 LVL_1 力学性能的影响（c=5mm，d=10mm）

序号	强度 （MPa）	弹性模量 （GPa）	弯曲振动 弹性模量 （GPa）	弯曲振动弹 性模量1 （GPa）	降低比例1 （%）	纵向共振 弹性模量 （GPa）	纵向共振 弹性模量2 （GPa）	降低比例2 （%）
1	156.66	16.98	24.53	21.05	19.33	23.56	22.71	25.23
2	136.07	16.97	22.52	18.72	9.35	21.60	20.41	16.85
3	117.15	16.55	21.46	16.82	1.61	20.56	18.53	10.69
4	143.07	19.21	25.98	20.59	6.70	24.98	22.25	13.66
5	141.20	15.77	23.69	19.53	19.25	22.74	21.21	25.65
6	111.97	13.06	17.67	15.11	13.57	16.86	16.85	22.49
7	138.14	16.10	22.36	18.56	13.25	21.44	20.49	20.49
8	137.53	16.39	21.72	18.30	10.44	20.81	19.99	18.01
9	148.52	15.79	21.98	17.96	12.08	21.07	19.66	19.68
10	158.26	16.91	23.03	18.83	10.20	22.09	20.52	17.59
平均值	138.86	16.37	22.49	18.55	11.58	21.57	20.24	19.04
最大值	158.26	19.21	25.98	21.05	19.33	24.98	22.71	25.65
最小值	111.97	13.06	17.67	15.11	1.61	16.86	16.85	10.69

表 4-11b 钻孔对 LVL$_1$ 力学性能的影响（c=7.5mm，d=10mm）

序号	强度（MPa）	弹性模量（GPa）	弯曲振动弹性模量（GPa）	弯曲振动弹性模量 1（GPa）	降低比例 1（%）	纵向共振弹性模量（GPa）	纵向共振弹性模量 2（GPa）	降低比例 2（%）
1	147.86	19.36	25.90	20.50	5.56	24.90	22.17	12.67
2	164.95	17.71	24.20	19.21	7.81	23.24	20.89	15.22
3	140.41	17.63	24.21	20.41	13.62	23.25	22.08	20.15
4	117.52	17.40	23.16	19.05	8.66	22.22	20.73	16.06
5	132.31	16.15	23.30	18.84	14.28	22.36	20.53	21.33
6	136.76	17.16	24.59	18.80	8.72	23.62	20.49	16.25
7	124.30	18.51	25.46	19.76	6.33	24.47	21.44	13.67
8	148.01	16.59	24.11	19.33	14.17	23.15	21.01	21.04
9	159.80	17.20	23.47	19.76	12.96	22.52	21.44	19.78
10	149.61	17.58	23.83	19.39	9.33	22.88	21.07	16.56
平均值	142.15	17.53	24.22	19.51	10.14	23.26	21.19	17.27
最大值	164.95	19.36	25.90	20.50	14.28	24.90	22.17	21.33
最小值	117.52	16.15	23.16	18.80	5.56	22.22	20.49	12.67

表 4-11c 钻孔对 LVL$_1$ 力学性能的影响（c=10mm，d=10mm）

序号	强度（MPa）	弹性模量（GPa）	弯曲振动弹性模量（GPa）	弯曲振动弹性模量 1（GPa）	降低比例 1（%）	纵向共振弹性模量（GPa）	纵向共振弹性模量 2（GPa）	降低比例 2（%）
1	90.46	15.16	19.28	16.88	10.19	18.43	18.59	18.45
2	155.37	19.13	25.71	20.65	7.36	24.71	22.31	14.25
3	94.72	16.09	21.61	18.76	14.23	20.71	20.45	21.32
4	142.25	17.78	23.45	20.12	11.63	22.50	21.79	18.40
5	129.12	16.45	23.04	18.12	9.22	22.10	19.82	17.00
6	129.96	15.28	22.40	18.57	17.72	21.48	20.26	24.58
7	123.50	16.66	20.34	18.14	8.16	19.47	19.84	16.03
8	153.02	14.56	21.32	17.95	18.89	20.42	19.65	25.90
9	140.04	15.61	21.21	17.58	11.21	20.32	19.28	19.04
10	136.70	16.33	21.81	17.82	8.36	20.90	19.52	16.34
平均值	129.51	16.31	22.02	18.46	11.70	21.10	20.15	19.13
最大值	155.37	19.13	25.71	20.65	18.89	24.71	22.31	25.90
最小值	90.46	14.56	19.28	16.88	7.36	18.43	18.59	14.25

选取 10 个 LVL$_2$ 弯曲试件面板材料（尺寸为 1200mm×60mm×18mm），在试件上钻孔，钻孔直径为 10mm，钻孔深度为 10mm，随机分为两组：一组加载时钻孔朝上，一组加载时钻孔朝下。

由表 4-12a、表 4-12b 可知，钻孔朝下试件 MOE$_1$ 的降低比例比钻孔朝上试件

MOE$_1$ 的降低比例要小，其降低比例分别为 53.66% 和 60.76%；钻孔朝下试件 MOE$_2$ 的降低比例比钻孔朝上试件 MOE$_2$ 的降低比例要小，其降低比例分别为 43.06% 和 51.42%；两组试件的 MOR 差不多。

表 4-12a　钻孔对 LVL$_2$ 力学性能的影响（c=10mm，d=10mm，钻孔朝上）

序号	强度（MPa）	弹性模量（GPa）	弯曲振动弹性模量（GPa）	弯曲振动弹性模量 1（GPa）	降低比例 1（%）	纵向共振弹性模量（GPa）	纵向共振弹性模量 2（GPa）	降低比例 2（%）
1	59.27	3.92	8.59	10.78	63.64	7.46	9.15	57.16
2	60.73	4.07	9.73	10.89	62.63	8.40	9.29	56.19
3	56.60	3.80	8.49	10.68	64.42	7.38	9.02	57.87
4	43.86	3.95	7.85	9.21	57.11	6.85	7.16	44.83
5	43.41	3.82	7.62	8.68	55.99	6.66	6.48	41.05
平均值	52.77	3.91	8.46	10.05	60.76	7.35	8.22	51.42
最大值	60.73	4.07	9.73	10.89	64.42	8.40	9.29	57.87
最小值	43.41	3.80	7.62	8.68	55.99	6.66	6.48	41.05

表 4-12b　钻孔对 LVL$_2$ 力学性能的影响（c=10mm，d=10mm，钻孔朝下）

序号	强度（MPa）	弹性模量（GPa）	弯曲振动弹性模量（GPa）	弯曲振动弹性模量 1（GPa）	降低比例 1（%）	纵向共振弹性模量（GPa）	纵向共振弹性模量 2（GPa）	降低比例 2（%）
1	67.43	4.47	9.29	10.06	55.57	8.03	8.23	45.69
2	56.10	4.63	9.29	9.94	53.42	8.03	8.09	42.77
3	43.90	4.85	10.40	10.82	55.18	8.95	9.20	47.28
4	46.53	4.58	8.53	9.36	51.07	7.41	7.35	37.69
5	47.86	4.61	8.94	9.82	53.05	7.75	7.93	41.87
平均值	52.36	4.63	9.29	10.00	53.66	8.03	8.16	43.06
最大值	67.43	4.85	10.40	10.82	55.57	8.95	9.20	47.28
最小值	43.90	4.47	8.53	9.36	51.07	7.41	7.35	37.69

　　通过上述试验，可以确定钻孔对弯曲试件的力学性能有影响，弯曲试件的弹性模量和静曲强度都有不同程度的降低。对于 OSB 弯曲试件，在钻孔深度一致的情况下，孔径越大，意味着对弯曲试件的破坏越大。钻孔孔径为 10mm 的 OSB 弯曲试件 MOE$_1$ 降低比例的变异系数为 40.80%；钻孔孔径为 12mm 的 OSB 弯曲试件 MOE$_1$ 降低比例的变异系数为 35.39%；钻孔孔径为 10mm 的 OSB 弯曲试件 MOE$_2$ 降低比例的变异系数为 38.97%；钻孔孔径为 12mm 的 OSB 弯曲试件 MOE$_2$ 降低比例的变异系数为 45.84%。对于 LVL$_1$ 弯曲试件，钻孔深度和在静力学破坏试验时钻孔的朝向都对其力学性能有影响。钻孔深度为 10mm、孔径为 10mm 的 LVL$_1$ 弯曲试件，面板朝上 MOE$_1$ 降低比例的变异系数为 15.84%，面板朝下 MOE$_1$

降低比例的变异系数为 10.98%；面板朝上 MOE_2 降低比例的变异系数为 23.15%，面板朝下 MOE_2 降低比例的变异系数为 11.82%。钻孔孔径均为 10mm，钻孔深度分别为 5mm、7.5mm 和 10mm 的 LVL_1 弯曲试件 MOE_1 降低比例的变异系数分别为 13.92%、9.87% 和 19.74%；钻孔孔径均为 10mm，钻孔深度分别为 5mm、7.5mm 和 10mm 的 LVL_1 弯曲试件 MOE_2 降低比例的变异系数分别为 24.90%、17.96% 和 19.63%。对于 LVL_2 弯曲试件，在静力学破坏试验时钻孔的朝向对其力学性能有影响。钻孔深度为 10mm、孔径为 10mm 的 LVL_2 弯曲试件，面板朝上 MOE_1 降低比例的变异系数为 8.72%，面板朝下 MOE_1 降低比例的变异系数为 7.08%；面板朝上 MOE_2 降低比例的变异系数为 15.42%，面板朝下 MOE_2 降低比例的变异系数为 8.97%。钻孔对 OSB 、LVL_1 和 LVL_2 木质材料力学性能的影响，呈现出不同的变化规律，其原因可以认为包括如下几个方面。

1）钻孔对木质复合材料的力学性能有影响。一般来说，钻孔孔径越大、钻孔越深，则其力学性能降低的程度越大；在进行静力学检测时，钻孔朝上时测得的力学性能与钻孔朝下时的力学性能相差不大。

2）LVL_1 弯曲试件在承受弯曲载荷时，试件上表面承受压缩载荷，下表面承受拉伸载荷，中间层承受横向载荷。当钻孔朝上时，上表板所承受的是压缩载荷，钻孔在一定程度上降低了试件抵抗压缩载荷的能力，与此同时也释放了部分残余应力；而当钻孔朝下时，下表板承受的是拉伸载荷，由于钻孔的影响，其拉伸性能降低。此外，钻孔容易引起应力集中，这是钻孔使面板力学性能降低的主要因素。

3）木质复合材料本身具有较大的变异性，考虑到其制备工艺和测试方法，数据上可能会有些许偏差，但都在可接受的范围内。

4）OSB 与 LVL 制备所需要的原材料的形态、工艺和力学性能不同。OSB 是由木质刨花施胶后压制而成的；LVL 是由木质单板施胶后压制而成的。钻孔对 LVL 力学性能的影响比 OSB 大，这取决于两种材料的制备工艺和原材料。

4.6 点阵夹芯结构弯曲试件面板的优选

为了降低木质材料变异性对木质基点阵夹芯结构弯曲试验的影响，通过无损检测方法来挑选弯曲试件面板材料。分别选取 100 根尺寸为 1260mm×60mm×18mm 的 LVL_2 和 222 根尺寸为 1200mm×60mm×15mm 的桦木锯材，通过弯曲振动方法来测得各自的 E_f，并对试验结果进行正态测试分析。以此为依据，从中挑选合适的试验材料。

LVL_2 的正态测试结果如图 4-14 所示，在 0.05 的检验水平下符合正态分布，选取 E_f 范围在 10～12GPa 的 LVL_2 作为木质基点阵夹芯结构弯曲试件的面板材料。在此范围内的试件数量占总量的 64%。

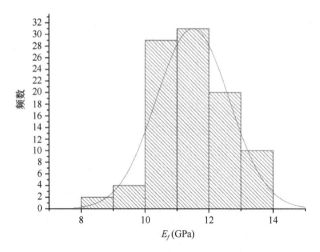

图 4-14 　LVL$_2$弯曲试件面板 E_f 的正态测试结果

　　桦木锯材的正态测试结果如图 4-15 所示,在 0.05 的检验水平下符合正态分布,选取 E_f范围在 14～16GPa 的桦木锯材作为木质基点阵夹芯结构弯曲试件的面板材料。在此范围内的试件数量占总量的 41%。

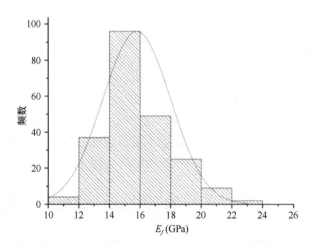

图 4-15 　桦木锯材弯曲试件面板 E_f 的正态测试结果

4.7　小　　结

　　本章对试验原材料的力学性能进行了分析,通过对圆棒榫进行柱状压缩试验和正态测试,采用无损检测方法和静态力学破坏试验相结合的方式对面板力学性能及钻孔影响进行分析,得出了相应的结论。

1）对圆棒榫进行优选可以有效地降低平压性能的变异性，使得其变异系数在可以接受的范围内。

2）动态弹性模量和静态弹性模量的相关性好，说明无损检测方法是可靠的，可以用来评价木质复合材料的静态弹性模量。

3）钻孔对木质复合材料弯曲试件的力学性能有影响，可以用无损检测方法来评价其影响，其相应的检测方法和理论还有待深入研究。

4）采用无损检测方法对弯曲试件面板进行优选可以有效地降低弯曲试验结果的变异性，使得其变异系数在可以接受的范围内。

5　木质基点阵夹芯结构的力学性能分析

本章对不同拓扑构型木质基点阵夹芯结构的力学性能进行了叙述，对比分析了直柱型和倾斜型点阵夹芯结构的平压、剪切弯曲与侧压性能，以及 X 型点阵夹芯结构的平压、剪切、弯曲性能，并与理论模型进行对比。

5.1　直柱型木质基点阵夹芯结构的力学性能分析

5.1.1　平压性能分析

木材沿顺纹方向（即圆棒榫长度方向）的力学性能较好，所以直柱型点阵夹芯结构的平压性能较强，可以作为抗压结构件在不同场所使用。首先，采用 OSB 作为面板材料设计一个正交试验，来探讨钻孔深度、单元规格设计和圆棒榫尺寸对直柱型点阵夹芯结构平压性能的影响；其次，通过计算，从中选出最优方案；最后，选取 LVL$_1$、LVL$_2$ 和桦木锯材作为面板材料，采用最优方案来制备直柱型点阵夹芯结构，探讨其力学性能并进行比较。

正交试验的 3 个因素和相应的 3 个水平及其比强度（平压强度/相对密度）如表 5-1 所示。比强度是材料的强度（断开时单位面积所受的力）除以其表观密度，单位为 N·m/kg。比强度越高，表明达到相应强度所用材料的质量越小。

表 5-1　直柱型木质基点阵夹芯结构平压正交试验的数据分析（比强度）

序号	A	B	C	比强度
1	1	1	1	1.53
2	1	2	2	3.13
3	1	3	3	9.24
4	2	1	2	1.34
5	2	2	3	4.78
6	2	3	1	6.48
7	3	1	3	2.47
8	3	2	1	3.33
9	3	3	2	7.12
K_1	13.90	5.34	11.35	
K_2	12.61	11.24	11.59	

续表

序号	A	B	C	比强度
K_3	12.93	22.85	16.50	
k_1	4.63	1.78	3.78	
k_2	4.20	3.75	3.86	
k_3	4.31	7.62	5.50	
R	0.43	5.84	1.72	
因素分析		B>C>A		
最优水平	B_1	C_3	A_3	
最优组合		$B_1C_3A_3$		

注：A 因素指的是钻孔深度，其中 1、2、3 分别代表钻孔深度 5mm、7.5mm、10mm；B 因素指的是圆棒榫尺寸，其中 1、2、3 分别代表 L40D10、L50D10、L50D12；C 因素指的是单元规格设计，其中 1、2、3 分别代表 60mm×60mm、60mm×30mm、30mm×30mm。

　　由表 5-1 可知，圆棒榫尺寸对以 OSB 为面板材料的直柱型点阵夹芯结构平压性能的影响最大，其次是单元规格设计，最后是钻孔深度，其最优方案为单元规格设计 30mm×30mm、圆棒榫尺寸 L40D10、钻孔深度 10mm。L40D10 圆棒榫所能承受的载荷最大；30mm×30mm 的单元规格设计，能使施加的载荷更均匀地分配给每根圆棒榫，从而达到 1+1>2 的效果；10mm 的钻孔深度能提供足够的胶接力，即能给圆棒榫提供足够的紧固力（可以认为是固支），使其不能转动并在载荷增加的过程中不发生倾斜。

　　正交试验 9 组方案的载荷-位移曲线如图 5-1 所示。所有曲线都可以分为 3 个阶段，分别为线弹性阶段、塑性阶段和越过载荷峰值之后的平台阶段。面板与圆棒榫组成一个串联系统，共同承受增加的载荷。在第一阶段，即线弹性阶段，随着位移的增加，载荷迅速上升，可以认为在这个阶段圆棒榫和面板都处于弹性变形阶段。此时，试件表面没有发现明显的变形现象。在第二阶段，即塑性阶段，随着载荷的增加，曲线增长的速率在减小，与第一阶段区分明显。在这个阶段，可以认为圆棒榫越过弹性变形阶段进入塑性变形阶段。由于圆棒榫长径比相对较大，而且面板通过钻孔作业之后其厚度变小，因此其失效模式为圆棒榫的剪切破坏。越过载荷峰值之后，进入第三阶段，随着位移的增加，载荷缓慢下降，有一段较长的平台阶段。因为圆棒榫并没有被完全压溃，所以仍然可以承受一定的载荷。

　　根据图 5-1 中 9 组正交试验载荷-位移曲线之间的对比发现，按照载荷峰值和曲线的形状，大致可以分成 3 组，分别为 147、258、369。这正是单元规格设计的 3 个水平，所以单元规格设计对直柱型点阵夹芯结构平压性能的影响很大，包括平压强度、平压弹性模量和能量吸收能力这 3 个方面。

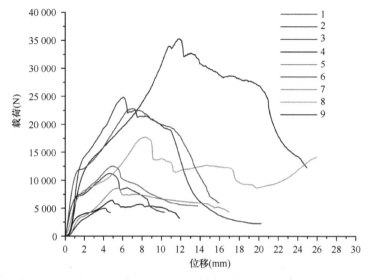

图 5-1　直柱型木质基点阵夹芯结构平压正交试验的载荷-位移曲线（彩图请扫封底二维码）

将 LVL$_1$、LVL$_2$ 和桦木锯材作为面板材料，选取最优方案，即单元规格设计 30mm×30mm、圆棒榫尺寸 L40D10、钻孔深度 10mm，采用同样的制备工艺来制备直柱型点阵夹芯结构，其力学性能如表 5-2 所示。

表 5-2　直柱型木质基点阵夹芯结构平压性能试验实测值与理论预测值的对比分析

面板材料	相对密度（%）	实测值		预测值	
		强度（MPa）	弹性模量（MPa）	强度（MPa）	弹性模量（MPa）
桦木锯材	12.56	9.98	154.69		
		(8.57%)	(5.24%)		
LVL$_1$	12.56	9.85	98.45	7.64	229.84
		(9.61%)	(8.27%)		
LVL$_2$	12.56	9.24	78.86		
		(13.86%)	(10.58%)		

注：括号中的数值为变异系数。

由图 5-2 可知 3 种不同面板材料的直柱型点阵夹芯结构平压试验的载荷-位移曲线形状相似，桦木锯材面板材料的平压试件的力学性能要优于 LVL$_1$ 面板材料，OSB 面板材料的平压试件的力学性能相对于前两者更差。首先，桦木面板材料和 LVL$_1$ 面板材料的平压试件的平压强度差不多，均大于 OSB 面板材料的平压试件的平压强度；其次，桦木面板材料的平压试件的平压弹性模量 E_c [在初始线弹性范围内，通过式（3-67）计算得到的弹性模量] 远大于其他两种面板材料的平压试件的平压弹性模量 E_c，大约是 LVL$_1$ 面板材料平压试件的平压弹性模量的 1.5 倍，

OSB 面板材料平压试件的平压弹性模量的 2 倍；最后，3 种不同面板材料的直柱型点阵夹芯结构的载荷-位移曲线在越过峰值点之后的平台区域的面积差不多。其主要的失效模式是圆棒榫和面板的剪切破坏，如图 5-3 所示。其原因可以认为包括如下几个方面。

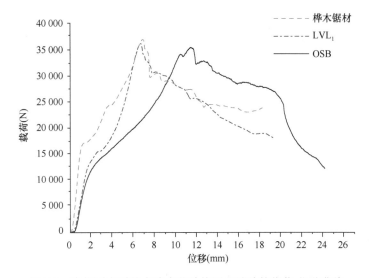

图 5-2　直柱型木质基点阵夹芯结构平压试验的载荷-位移曲线

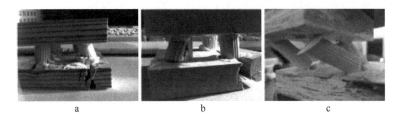

图 5-3　直柱型点阵夹芯结构平压试验的主要失效模式（彩图请扫封底二维码）

1）桦木锯材的力学性能要优于 LVL_1，最差的是 OSB，主要体现在密度、硬度、压缩性能（对于桦木锯材和 LVL_1 是横纹压缩性能，而对于 OSB 是厚度方向上的压缩性能）和剪切性能上。相对来讲，桦木锯材密度较大、质地较硬，剪切性能优于 LVL_1 和 OSB。

2）在平压试验中，圆棒榫是承受载荷的主体。圆棒榫是经过优选之后得到的，其变异性相对较小，所以 3 种面板的平压强度的变异性并不是很大，在可接受的范围内。

3）在平压试验中，施加的载荷是通过面板来分配给圆棒榫的，两者构成一个串联系统。在载荷-位移曲线的第一阶段，圆棒榫是承受载荷的主体，由于其长径比相对较大且与之相对应的面板相对较薄，故圆棒榫往长径比减小的趋势发展，也就是说圆棒榫受压长度减小而直径增大，这就给面板增加了一个额外的力。若面板能够约束或者抵抗这个力，则载荷-位移曲线表现出来的基本是圆棒榫本身的力学性能（由于在测试圆棒榫力学性能的时候，将其两端用铁质工具套住，可以认为其端部只有长度方向的变形），或者是面板增强了圆棒榫的力学性能；反之，若面板不能约束或者不能有效地抵抗这种变形的发展，则有可能降低圆棒榫本身的力学性能。而在载荷-位移曲线的第二阶段，圆棒榫越过屈服点之后，随着载荷的增加，塑性变形区域的比例在增大。与此同时，圆棒榫出现剪切失效，其表面可观察到滑移线或者滑移面。

5.1.2 剪切性能分析

由 LVL$_1$ 面板和 L40D10 桦木圆棒榫通过插入-胶合方法制备的直柱型木质基点阵夹芯结构的剪切性能载荷-位移曲线如图 5-4 所示，可以分为两个阶段，分别为线弹性阶段和载荷峰值后的平台阶段。在线弹性阶段，曲线呈现较好的线性关系，其剪切模量为 1.34MPa。之后载荷继续上升，其剪切模量为 0.12MPa。载荷峰值过后，曲线并未迅速下降，而是有一段较长的平台阶段。这是因为圆棒榫在剪切力的作用下沿着施加载荷方向发生错位，但没有被完全拔出，如图 5-5 所示。直柱型木质基点阵夹芯结构的剪切性能取决于胶黏剂的胶接性能。

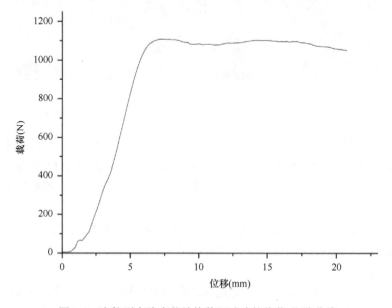

图 5-4　直柱型点阵夹芯结构剪切试验的载荷-位移曲线

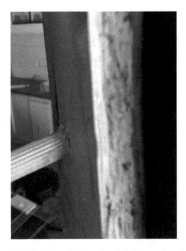

图 5-5 直柱型点阵夹芯结构剪切试验的主要失效模式（彩图请扫封底二维码）

5.1.3 弯曲性能分析

为了探讨钻孔深度对直柱型点阵夹芯结构弯曲性能的影响，将钻孔深度设置成 3 个水平，分别为 5mm、7.5mm 和 10mm。采用 OSB 作为面板材料、L50D10 圆棒榫作为点阵桁架，通过插入-胶合方法来制备直柱型点阵夹芯结构。

这种组合的载荷-位移曲线如图 5-6 所示，3 条曲线各有区别。

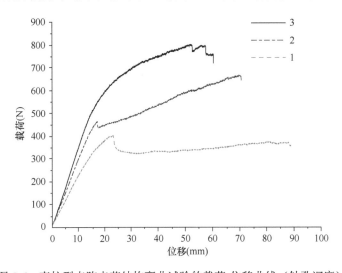

图 5-6 直柱型点阵夹芯结构弯曲试验的载荷-位移曲线（钻孔深度）

曲线 1：可分为两个阶段，即线弹性阶段和载荷峰值过后的平台阶段。在线弹性阶段，曲线呈直线上升，其 MOE 为 0.38GPa；线弹性阶段过后，曲线到达第一个载荷峰值。此时，弯曲试件边缘的圆棒榫被拔出；越过载荷峰值后，曲线并未迅速下降，而是有一段较长的平台阶段，并到达第二个载荷峰值，其 MOR 为 1.85MPa。最后，弯曲试件在跨中处靠近加载点的地方被破坏。

曲线 2：可分为两个阶段，即线弹性阶段和载荷峰值过后的平台阶段。在线弹性阶段，曲线呈直线上升，其 MOE 为 0.58GPa；线弹性阶段过后，曲线到达峰值，其 MOR 为 3.60MPa。此时，弯曲试件边缘的圆棒榫被拔出；越过载荷峰值后，曲线继续上升，直到弯曲试件在跨中处靠近加载点的地方被破坏。

曲线 3：可分为两个阶段，即线弹性阶段和锯齿状波动阶段。在线弹性阶段，曲线呈直线上升，其 MOE 为 0.76GPa；线弹性阶段过后，曲线到达峰值，其 MOR 为 3.91MPa。此时，弯曲试件边缘的圆棒榫被拔出；此后，由于不断有圆棒榫被拔出，曲线呈现锯齿状波动。

其原因可以认为包括：①钻孔深度对直柱型点阵夹芯结构的弯曲性能有影响，钻孔深度越大，其弯曲性能越好；②钻孔深度越大，其所能提供的约束力和胶接面积越大；③弯曲试验的最初失效模式是圆棒榫的拔出，说明面板和圆棒榫之间的胶接力不能抵抗逐渐增大的横向剪力。

为了探讨圆棒榫尺寸对直柱型点阵夹芯结构弯曲性能的影响，采用 LVL$_2$ 作为面板材料，L50D10 和 L50D12 圆棒榫作为点阵桁架，通过插入-胶合方法来制备直柱型点阵夹芯结构。

一般的载荷-位移曲线如图 5-7 所示，分为两个阶段，分别为线弹性阶段和曲线增长速率缓慢减小阶段。在线弹性阶段，曲线呈现良好的线性关系，L50D10

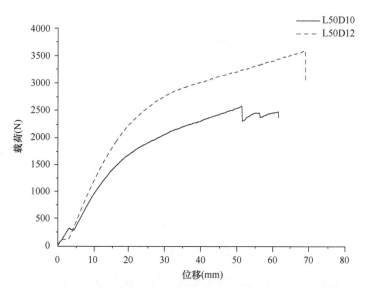

图 5-7 直柱型点阵夹芯结构弯曲试验的载荷-位移曲线（圆棒榫尺寸）

和 L50D12 圆棒榫直柱型木质基点阵夹芯结构的平均 MOE 分别为 2.53GPa 和
3.50GPa。随着位移的增加，载荷增加的速率降低，直至到达载荷峰值。L50D10
和 L50D12 圆棒榫直柱型木质基点阵夹芯结构的平均 MOR 分别为 15.09MPa 和
21.11MPa。理想状态夹芯梁的受力情况为：弯矩主要由上下面板承担，上面板承
受压缩载荷，下面板承受拉伸载荷，而中间芯层主要承受横向剪切载荷。由于木
材的拉伸性能优于压缩性能，而且杨木 LVL 是由杨木单板通过胶黏剂黏接而成
的，在压缩载荷的作用下，上面板在靠近加载点的地方易发生分层现象，如图 5-8a
所示。夹芯梁的变形不同于普通梁，如图 5-8b 所示。芯层的圆棒榫没有被拔出，
但因横向剪力的作用，出现脱胶破坏现象，如图 5-8c 所示。弯曲试验的主要失效
模式是上下面板在跨中附近的地方被破坏，如图 5-8d 所示。

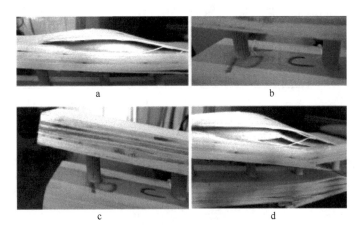

图 5-8　弯曲载荷下 L50D10 和 L50D12 圆棒榫直柱型木质基点阵夹芯结构的
失效模式（彩图请扫封底二维码）

a. 上面板分层；b. 夹芯梁的弯曲变形；c. 圆棒榫脱胶破坏；d. 上下面板在跨中附近被破坏

5.1.4　侧压性能分析

侧压试验可以用来探讨点阵夹芯结构承受面内载荷的性能。由侧压性能的理
论分析可知，侧压性能由面板材料的力学性能及点阵构型决定。首先，选用 OSB
作为面板材料，按照单元规格设计采用插入-胶合的方法来制备直柱型点阵夹芯结
构。OSB 在大刨花铺设方向上的力学性能较优，与木材沿顺纹方向的力学性能较
优的原理一样。其次，通过侧压试验得到试验数据，对其进行分析，得到最优方
案。最后，分析原因并得出结论。

正交试验 9 组方案的载荷-位移曲线如图 5-9 所示。所有曲线都可以分为两个
阶段，分别为线弹性阶段和载荷峰值过后的下降阶段。在线弹性阶段，曲线快速
上升到达载荷峰值，呈现出很好的线性关系。此时，OSB 面板失效，主要表现为

分层、面板中间劈裂和端部压溃，如图 5-10 所示。载荷峰值过后，曲线迅速下降，面板被完全压溃，但圆棒榫表面并没有观察到任何破损痕迹。

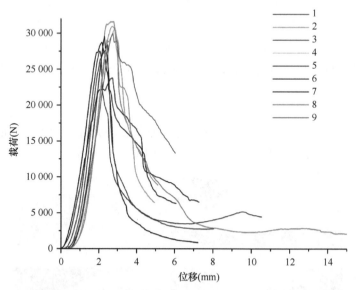

图 5-9　直柱型木质基点阵夹芯结构侧压正交试验的载荷-位移曲线（彩图请扫封底二维码）

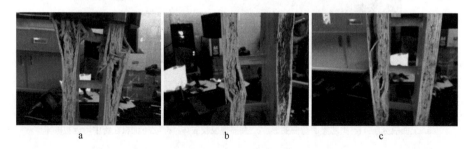

图 5-10　直柱型点阵夹芯结构侧压试验的主要失效模式（彩图请扫封底二维码）
a. 面板端部压溃；b. 面板中间劈裂；c. 面板分层

　　通过观察图 5-9 可以发现，9 条曲线形状相似，最大的差别在于载荷峰值的大小。相比于直柱型点阵夹芯结构平压性能的正交试验曲线图，侧压试验 9 条曲线的区分度并不是很明显。由图 5-9 可知，除了第 4 组和第 8 组（分别是最大组和最小组）的侧压强度及侧压弹性模量，其他 7 组的侧压强度和侧压弹性模量相对比较集中。第 4 组的方案为：圆棒榫尺寸为 L50D10、钻孔深度为 7.5mm、单元规格设计为 60mm×60mm。第 8 组的方案为：圆棒榫尺寸为 L40D10、钻孔深度为 10mm、单元规格设计为 60mm×30mm。对正交试验 9 组的侧压强度和侧压弹性模量进行线性拟合发现，$R=0.967\ 07 > R_{(8,\ 0.05)}=0.631\ 90$，表明其相关性很好。

出现上述结果的原因可以认为包括如下几个方面。

1）在进行侧压试验时，OSB 面板是承受载荷的主体，圆棒榫是在两面板之间传递载荷的媒介。

2）OSB 面板本身的力学性能较圆棒榫差。OSB 是将已施胶的刨花按照纤维方向纵行排列，通过相应设备压制而成的，一般表层是大刨花，中间层是细刨花。此外，受钻孔的影响，其力学性能有所下降，所以当 OSB 面板承受载荷时，它容易出现分层、面板中间出现剪切破坏（靠近圆棒榫部位）和端部压溃现象，而圆棒榫基本不受影响。这是应力集中的表现。

3）圆棒榫的长度和钻孔深度决定着试件受压横截面积的大小；与此同时，这3 个因素共同决定着圆棒榫与面板之间的胶接面积和胶接力及面板的力学性能（钻孔势必会降低面板的力学性能，孔径越大，数目越多，钻孔越深，其力学性能下降的程度越大）。第 4 组方案所能提供的胶接面积或者胶接力最小；同时，其横截面积相对较大，这降低了试件的截面惯性矩。反之，第 8 组方案的横截面积最小，即其截面惯性矩最大；同时，其胶接面积或者胶接力较大。故第 8 组方案的力学性能最好，而第 4 组方案的力学性能最差。

5.2　倾斜型木质基点阵夹芯结构的力学性能分析

5.2.1　平压性能分析

木材沿顺纹方向（即圆棒榫长度方向）的力学性能很好，所以直柱型点阵夹芯结构沿桦木圆棒榫方向的平压性能较强，但是在与面板平行方向上的力学性能（即剪切性能）较差。为了提高与面板平行方向上的剪切性能，将圆棒榫倾斜一定角度（$\omega=45°$），来制备倾斜型点阵夹芯结构。首先采用 OSB 作为面板材料来设计一个正交试验，探讨单元规格设计和圆棒榫尺寸对倾斜型点阵夹芯结构平压性能的影响；其次通过计算，从中优选出最优方案；最后选取 LVL_1、LVL_2 和桦木锯材作为面板，采用最优方案来制备支柱型点阵夹芯结构，探讨其力学性能并进行比较。

正交试验的两个因素和相应的两个水平及其比强度（平压强度/相对密度）如表 5-3 所示。

由表 5-3 所知，圆棒榫尺寸对以 OSB 为面板材料的倾斜型木质基点阵夹芯结构平压性能的影响最大，然后是单元规格设计，其最优方案为：圆棒榫尺寸 L50D10、单元规格设计 60mm×60mm。与直柱型木质基点阵夹芯结构不同的是，倾斜型木质基点阵夹芯结构在进行平压试验时，施加的载荷由面板和圆棒榫共同承受，圆棒榫依然是承受载荷的主体，但由于圆棒榫倾斜了一定角度，载荷可以分成两个分量，一个是垂直于面板的压向力，另一个是平行于面板长度方向的剪力。这就对面板的剪切性能提出了要求。若面板本身的剪切性能好，能够承受增加的剪切载荷，则失效模式是圆棒榫的剪切失效；反之，则是面板剪切失效或面板和圆棒榫的剪切失效同时发生。OSB 的原材料和生产工艺使得其抗剪切性能比 LVL 和桦木锯材差，所以最优方案的得出还有待验证。

表 5-3 倾斜型木质基点阵夹芯结构平压正交试验的数据分析（比强度）

序号	A	B	比强度
1	1	1	39.64
2	2	1	31.67
3	1	2	32.96
4	2	2	25.52
K_1	72.60	71.31	
K_2	57.19	58.48	
k_1	36.30	35.66	
k_2	28.60	29.24	
R	7.71	6.42	
因素分析	A＞B		
最优水平	A_1	B_1	
最优组合	A_1B_1		

注：A 因素指的是圆棒榫尺寸，其中 1、2 分别代表 L50D10、L50D12；B 因素指的是单元规格设计，其中 1、2 分别代表 60mm×60mm、60mm×30mm。

正交试验 4 组方案的载荷-位移曲线如图 5-11 所示。所有曲线基本可以分为两个阶段，线弹性阶段和越过载荷峰值之后的平台阶段。在线弹性阶段，由于制备工艺不同，单元规格设计为 60mm×60mm 的第 1 组和第 2 组的平压试件上下面板并非平行，因此其相应的曲线在刚开始的时候有一段是位移增加而载荷未变。在这之后随着载荷的增加，曲线直线上升。在越过载荷峰值之后，面板剪切失效，但仍然可以承受一定的载荷，所以之后有一个平台阶段。图 5-11 中 4 条曲线根据最大载荷可分为两种情况，曲线 1、2 为一种情况，曲线 3、4 为另一种情况。

将 LVL_1、LVL_2 和桦木锯材作为面板材料，选取最优方案，即圆棒榫尺寸 L50D10、单元规格设计 60mm×60mm、试件厚度为 55mm，采用同样的制备工艺来制备倾斜型点阵夹芯结构[38]。

3 种面板材料的平压试验载荷-位移曲线如图 5-12 所示。桦木锯材面板的平压试件的一般载荷-位移曲线可以分为 3 个阶段，分别是线弹性阶段、塑性阶段和载荷峰值过后的平台阶段。在线弹性阶段，曲线呈现很好的线性关系，其 MOE=29.33MPa。在这个阶段，圆棒榫和面板均未发生破坏。随着载荷的增加，曲线

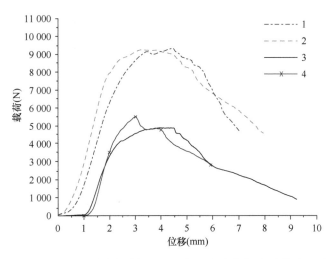

图 5-11 倾斜型木质基点阵夹芯结构平压正交试验的载荷-位移曲线（不同方案）

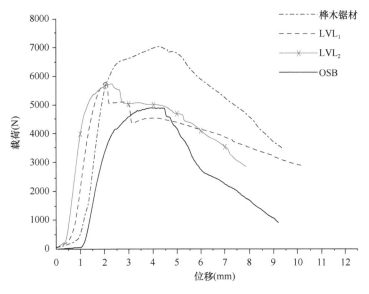

图 5-12 倾斜型木质基点阵夹芯结构平压正交试验的载荷-位移曲线（不同面板材料）

上升速率减缓，圆棒榫表面可以观察到滑移线或者滑移面，即圆棒榫发生塑性变形，直至达到载荷峰值，其 MOR 为 1.17MPa。载荷峰值过后，曲线并未马上下降，而是有一段较长的平台阶段。最后，圆棒榫发生剪切破坏（图 5-13a），试验结束。LVL$_1$ 和 LVL$_2$ 面板材料的平压试件的一般载荷-位移曲线差不多，大致可以分为两个阶段，分别是线弹性阶段和载荷峰值过后的平台阶段。在线弹性阶段，曲线呈现很好的线性关系，其 MOE 分别为 29.62MPa 和 28.72MPa。随着载荷的增加，载荷达到峰值，其 MOR 分别为 1.07MPa 和 1.02MPa。载荷峰值过后，有一段较长的平台阶段，并出现阶梯式下降，这是由于面板材料发生剪切破坏，如图 5-13b 和图 5-13c 所示。桦木面板材料的平压试件的力学性能优于 LVL$_1$ 和 LVL$_2$ 面板材料的平压试件的力学性能。其原因可以认为包括如下几个方面。

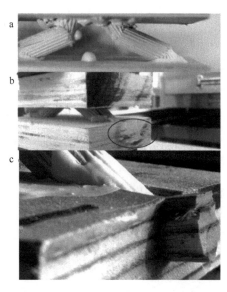

图 5-13　倾斜型木质基点阵夹芯结构平压试验的主要失效模式（彩图请扫封底二维码）
a. 桦木锯材；b. LVL$_2$；c. LVL$_1$

1）桦木锯材的力学性能要优于 OSB、LVL$_1$ 和 LVL$_2$，主要体现在密度、硬度、压缩性能（对于桦木锯材和 LVL$_1$ 是横纹压缩性能，而对于 OSB 是厚度方向上的压缩性能）和剪切性能上。相对来讲，桦木锯材密度较大、质地较硬，剪切性能更是优于 OSB、LVL$_1$ 和 LVL$_2$。

2）在平压试验中，圆棒榫是承受载荷的主体。圆棒榫是经过优选之后得到的，其变异性相对较小，所以 3 种面板的平压强度的变异性并不是很大，在可接受的范围内。

3）在平压试验中，施加的载荷是通过上面板来分配给圆棒榫的，然后又传递到下面板，三者构成一个串联系统。若下面板可以抵抗增加的横向剪力，则系统平压性能由圆棒榫决定；若不能抵抗增加的横向剪力，则系统平压性能由面板和圆棒榫共同决定。

由图 5-12 可知，倾斜型木质基点阵夹芯结构平压性能的载荷-位移曲线在越过峰值点之后，都有一个较长的平台阶段。较大的平台区域表明倾斜型木质基点阵夹芯结构具有较好的能量吸收能力[114]，这对于木结构的安全很重要。例如，在遇到地震等突发状况时，该结构不会瞬间失效，可以留给人们充足的逃生时间。

5.2.2　剪切性能分析

由 LVL_2 和 L50D10 桦木圆棒榫通过插入-胶合方法制备的倾斜型木质基点阵夹芯结构的剪切性能一般载荷-位移曲线如图 5-14 所示。曲线呈现较好的线性关系，其平均剪切模量为 4.40MPa。随后曲线到达载荷峰值并迅速下降，其剪切强度为 0.22MPa。拉伸剪切试验的主要失效模式是圆棒榫的拔出，即胶黏剂的胶接失效。

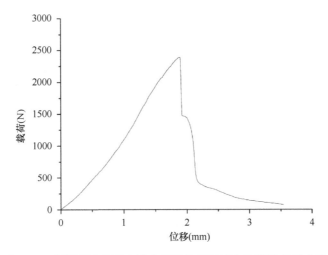

图 5-14　倾斜型木质基点阵夹芯结构剪切试验的载荷-位移曲线

5.2.3　弯曲性能分析

为了探讨不同面板材料对倾斜型点阵夹芯结构弯曲性能的影响，选用 LVL_2 和桦木锯材作为面板材料，采用插入-胶合方法来制备倾斜型木质基点阵夹芯结构。

一般的载荷-位移曲线如图 5-15a 所示，可以分为两个阶段，分别为线弹性阶段和锯齿状上升阶段。在线弹性阶段，曲线呈直线迅速上升，LVL_2 和桦木锯材面板弯曲试件的 MOE 分别为 4.30GPa 和 5.33GPa。LVL_2 面板出现分层现象，如图 5-15b 所示。当曲线到达第一个载荷峰值时，弯曲试件边缘的圆棒榫被拔出，如图 5-15c 所示。两种面板弯曲试件的第一个载荷峰值差不多，这是因为二者所能提供的胶接力差不多。在这之后，曲线呈锯齿状上升，这是因为不断有圆棒榫被拔出，导致载荷出现波动。直到到达第二个载荷峰值，曲线迅速下降，上下面板在跨中靠近加载点的位置被破坏，如图 5-15d 所示。LVL_2 和桦木锯材面板弯曲试件的 MOR 分别为 7.74MPa 和 11.55MPa。

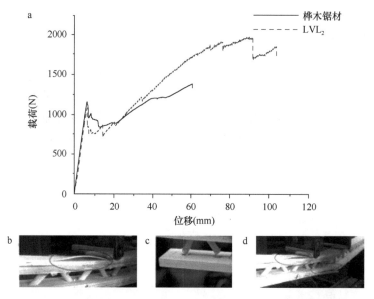

图 5-15　倾斜型木质基点阵夹芯结构弯曲试验（面板材料）（彩图请扫封底二维码）
a. 载荷-位移曲线；b. 面板分层；c. 圆棒榫被拔出；d. 最终失效模式

　　为了探讨面板厚度对倾斜型点阵夹芯结构弯曲性能的影响，选用两种厚度的桦木锯材作为面板通过插入-胶合方法来制备倾斜型木质基点阵夹芯结构。

　　一般的载荷-位移曲线如图 5-16a 所示，两条曲线类似，大致可分为两个阶段：线弹性阶段和锯齿状上升阶段。在线弹性阶段，曲线呈直线迅速上升，15mm[37]和 18mm 厚桦木锯材的弯曲试件的 MOE 分别为 5.33GPa 和 4.76GPa。当曲线到达第一个载荷峰值时，弯曲试件边缘的圆棒榫被拔出，如图 5-16b 所示。两种面板弯曲试件的第一个载荷峰值差不多，在这之后，曲线呈锯齿状上升，这是因为不断有圆棒榫被拔出，导致载荷出现波动。直至到达第二个载荷峰值，曲线迅速下降，上下面板在跨中靠近加载点的位置出现破坏，如图 5-16c 所示。15mm 和 18mm 厚桦木锯材的弯曲试件的 MOR 分别为 11.55MPa 和 12.06MPa。

　　为了提高倾斜型木质基点阵夹芯结构的弯曲性能，选用玻璃纤维编织布对上下面板底部进行增强。采用 LVL$_2$ 作为面板材料，L50D10 和 L50D12 圆棒榫作为点阵桁架，通过插入-胶合方法来制备增强倾斜型木质基点阵夹芯结构。

　　这种结构一般的载荷-位移曲线如图 5-17a 所示，可以分为 3 个阶段，分别为线弹性阶段、锯齿状上升阶段和载荷峰值之后的平台阶段。在线弹性阶段，曲线呈直线上升，L50D10 和 L50D12 两种类型弯曲试件的平均 MOE 分别为 7.22GPa 和 7.90GPa。此后，曲线呈锯齿状上升，这是由增强型弯曲试件边缘的圆棒榫拔出导致的，但圆棒榫拔出的数目较未增强型的要少，这是由于玻璃纤维编织布包裹于弯曲试件的两端，如图 5-17b 所示。当达到载荷峰值时，曲线并未迅速下降，

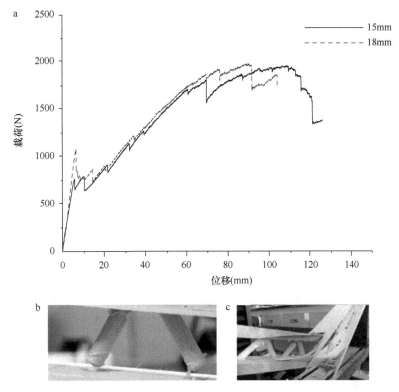

图 5-16　倾斜型木质基点阵夹芯结构弯曲试验（面板厚度）（彩图请扫封底二维码）
a. 载荷-位移曲线；b. 圆棒榫被拔出；c. 最终失效模式

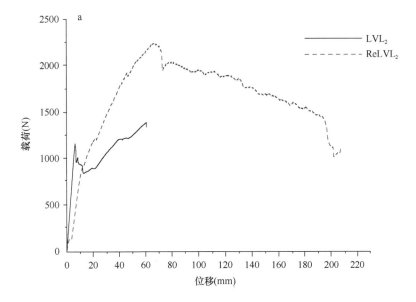

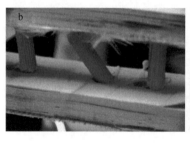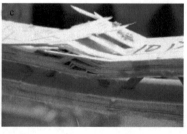

图 5-17　增强倾斜型木质基点阵夹芯结构弯曲试验（圆棒榫尺寸）（彩图请扫封底二维码）
a. 载荷-位移曲线；b. 圆棒榫被拔出；c. 最终失效模式；ReLVL$_2$ 代表增强型 LVL$_2$

而是有一个较长的平台阶段。L50D10 和 L50D12 两种类型的弯曲试件的平均 MOR 分别为 19.92MPa 和 20.53MPa。此时，增强型弯曲试件的上下面板已经被破坏，但由于玻璃纤维编织布的增强作用，试件并未被迅速压垮，表现出较好的韧性，如图 5-17c 所示。相比于 L50D10 未增强型弯曲试件的 MOR 和 MOE，增强型弯曲试件的 MOR 和 MOE 分别增加了 157.50% 和 67.91%。

对上述结果和现象进行分析，其原因可以认为包括如下几个方面。

1）不同面板材料的倾斜型木质基点阵夹芯结构的载荷-位移曲线类似，第一个载荷峰值相近，而桦木锯材面板弯曲试件的 MOR 大于 LVL$_2$ 面板弯曲试件的 MOR，这说明第一个载荷峰值是由胶黏剂的胶接强度决定的，而弯曲试件的 MOR 是由面板本身的强度决定的。

2）圆棒榫尺寸（直径）对倾斜型点阵夹芯结构的弯曲性能有影响。L50D12 圆棒榫弯曲试件的弯曲性能优于 L50D10 圆棒榫弯曲试件的弯曲性能，这是因为 L50D12 圆棒榫较 L50D10 圆棒榫能提供更好的剪切性能和胶接力。

3）不同厚度面板材料对倾斜型点阵夹芯结构的弯曲性能有影响。18mm 厚桦木锯材面板弯曲试件的 MOE 低于 15mm 厚桦木锯材面板弯曲试件的 MOE，而其 MOR 却高于 15mm 厚桦木锯材面板弯曲试件的 MOR。

4）采用玻璃纤维编织布对弯曲试件上下面板的底部进行增强，其增强效果明显。

5.2.4　侧压性能分析

侧压正交试验选用 OSB 作为面板材料。首先，按照单元规格设计采用插入-胶合的方法来制备倾斜型木质基点阵夹芯结构。OSB 在大刨花铺设方向上的力学性能较优，如同木材沿顺纹方向的力学性能较优一样。其次，通过侧压试验得到试验数据，对其进行分析，得到最优方案。最后，分析原因并得出结论。

正交试验的两个因素和相应的两个水平及其比强度如表 5-4 所示。

表 5-4 倾斜型木质基点阵夹芯结构侧压正交试验的数据分析（比强度）

序号	A	B	比强度
1	1	1	407.01
2	2	1	234.57
3	1	2	129.07
4	2	2	92.59
K_1	536.08	641.58	
K_2	327.16	221.66	
k_1	268.04	320.79	
k_2	163.58	110.83	
R	104.46	209.96	
因素分析		B＞A	
最优水平	A_1	B_1	
最优组合		A_1B_1	

注：A 因素指的是圆棒榫尺寸，其中 1、2 分别代表 L50D10、L50D12；B 因素指的是单元规格设计，其中 1、2 分别代表 60mm×60mm、60mm×30mm。

由表 5-4 可知，单元规格设计对以 OSB 为面板材料的倾斜型木质基点阵夹芯结构的侧压性能影响最大，其次是圆棒榫尺寸。其最优方案为：圆棒榫尺寸 L50D10、单元规格设计 60mm×60mm。

正交试验 4 组方案的载荷-位移曲线如图 5-18 所示，曲线的形状比较相似。所有曲线都可以分为两个阶段，分别为线弹性阶段和载荷峰值过后的下降阶段。在线弹性阶段，曲线快速上升到达载荷峰值，呈现出很好的线性关系。此时，OSB 面板失效，主要表现为分层、面板中间剪切破坏和端部压溃，与直柱型木质基点阵夹芯结构侧压试验的失效模式一致。载荷峰值过后，曲线迅速下降，面板被完全压溃，但圆棒榫表面并没有观察到任何破坏痕迹。

由上述分析结果可知，第一组的力学性能优于其他 3 组；第三组与第四组的力学性能相近。出现上述结果，其原因可以认为包括如下几个方面。

1）在进行侧压试验时，OSB 面板是承受载荷的主体，圆棒榫是在两面板之间传递增加载荷的媒介。

2）OSB 面板本身的力学性能较圆棒榫差。OSB 是将已施胶的刨花按照纤维方向纵行排列，通过相应设备压制而成的，一般表层是大刨花，中间层是细刨花。此外，受钻孔的影响，其力学性能有所下降，所以当 OSB 面板承受载荷时，它容易出现分层、面板中间剪切破坏和端部压溃现象，而圆棒榫基本不受影响。这是应力集中的表现。

3）考虑到制备工艺，钻孔对面板力学性能有影响。钻孔越多，孔径越大，面板力学性能下降得越快。

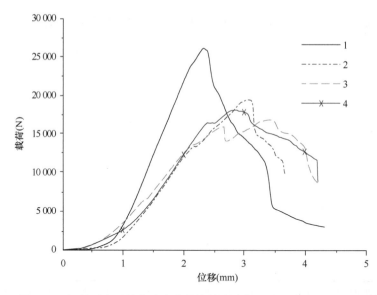

图 5-18 倾斜型木质基点阵夹芯结构侧压正交试验的载荷-位移曲线

4）OSB 本身的变异性会对试验结果造成一定的影响，但其远不如圆棒榫尺寸和单元规格设计对试验结果影响程度大。

5.3 X 型木质基点阵夹芯结构的力学性能分析

5.3.1 平压性能分析

木材沿顺纹方向（即圆棒榫长度方向）的力学性能很好，将圆棒榫倾斜一定角度（$\theta=45°$），可以提高与面板平行方向上的剪切性能。以钻孔深度、圆棒榫间距和圆棒榫尺寸为对比因素，采用 OSB 作为面板材料来设计 3 组对比试验，探讨以上因素对 X 型木质基点阵夹芯结构平压性能的影响。

根据 ASTM C365-05 标准，确定 X 型木质基点阵夹芯结构平压试件宽度的最大值为 60mm；由于进行平压试验的圆盘压头直径为 100mm，因此设计的平压试件尺寸为 60mm×60mm×60mm，可以保证点阵夹芯结构的上面板充分受压。

平压试验中，纵向压缩载荷先施加在上面板上，再由上面板传递给芯层的圆棒榫。其中圆棒榫主要承受轴向压缩和横向剪切载荷。由于圆棒榫与面板呈一定角度，即 45°，因此载荷可以分为两个大小相等的分量，一个是平行于芯子的轴向压力，另外一个是横向剪力，其方向垂直于芯子的轴向方向。根据面板和圆棒榫的剪切性能，结构的失效模式可分为圆棒榫的剪切失效或者面板剪切失效，或面板和圆棒榫的剪切失效同时发生。通常，比强度越高，表明达到相应强度时所用的材料越轻，故比强度高的材料越来越受欢迎。

首先，为了探索钻孔深度对 X 型木质基点阵夹芯结构平压性能的影响，本组试验设置试件 CA1、CA2 和 CA3 的钻孔深度分别为 9mm、12mm 及 15mm，不同钻孔深度下 X 型木质基点阵夹芯结构平压试验结果如表 5-5～表 5-7 所示。

表 5-5　X 型木质基点阵夹芯结构平压试验的数据分析 Ⅰ

试件编号	圆棒榫厚度（mm）	最大压缩载荷（N）	压缩强度（MPa）	比强度（MPa）	平压模量（MPa）
CA1-1		1187	0.33	8.35	15.04
CA1-2		1292	0.36	9.09	9.57
CA1-3		1556	0.43	10.94	13.34
CA1-4		1446	0.40	10.17	14.26
CA1-5		1378	0.38	9.69	14.01
CA1-6	29.7	1453	0.40	10.22	13.67
CA1-7		1638	0.46	11.52	13.75
CA1-8		1429	0.40	10.05	12.88
CA1-9		1454	0.40	10.23	15.61
CA1-10		1485	0.41	10.44	14.13
CA1-11		1393	0.39	9.80	13.22
CA1-12		1443	0.40	10.15	13.06
平均值		1430	0.40	10.05	13.55

表 5-6　X 型木质基点阵夹芯结构平压试验的数据分析 Ⅱ

试件编号	圆棒榫厚度（mm）	最大压缩载荷（N）	压缩强度（MPa）	比强度（MPa）	平压模量（MPa）
CA2-1		1690	0.47	11.88	16.50
CA2-2		1437	0.40	10.11	12.16
CA2-3		1768	0.49	12.43	19.66
CA2-4	25.46	1543	0.43	10.85	13.76
CA2-5		1603	0.45	11.27	16.97
CA2-6		1645	0.46	11.57	12.65
CA2-7		1868	0.52	13.14	16.26
CA2-8		1592	0.44	11.20	13.26
平均值		1643	0.46	11.56	15.15

表 5-7　X 型木质基点阵夹芯结构平压试验的数据分析 Ⅲ

试件编号	圆棒榫厚度（mm）	最大压缩载荷（N）	压缩强度（MPa）	比强度（MPa）	平压模量（MPa）
CA3-1		2176	0.60	15.30	21.37
CA3-2	21.22	1808	0.50	12.71	12.77
CA3-3		2084	0.58	14.66	22.54
CA3-4		1938	0.54	13.63	17.71

试件编号	圆棒榫厚度（mm）	最大压缩载荷（N）	压缩强度（MPa）	比强度（MPa）	平压模量（MPa）
CA3-5		1970	0.55	13.85	19.70
CA3-6		2099	0.58	14.76	22.89
CA3-7	21.22	1979	0.55	13.92	19.58
CA3-8		1650	0.46	11.60	16.61
CA3-9		1690	0.47	11.88	14.71
平均值		1933	0.54	13.59	18.65

本组试验设置因素为钻孔深度，分别为 9mm、12mm 和 15mm，3 种试件的平压载荷-位移曲线见图 5-19，大致均可分为 3 个阶段，分别是线弹性阶段、屈服阶段和越过载荷峰值之后的锯齿状下降阶段。在线弹性阶段，曲线呈直线上升，呈现很好的线性关系，其平压模量分别为 13.55MPa、15.15MPa 和 18.65MPa。并且在此过程中，试件结构尚未发现有明显的破坏迹象。随着载荷的增加，曲线上升速率减缓，圆棒榫表面可以观察到滑移线或者滑移面，即圆棒榫发生塑性变形，直至达到载荷峰值。载荷峰值过后，曲线并未马上下降，相比于 9mm 和 12mm 的夹芯结构，15mm 钻孔深度的点阵夹芯结构提供了足够的胶接力，使得圆棒榫与面板的固结能力更好。由图 5-19 可看出，钻孔深度越大，结构整体承压能力越强。

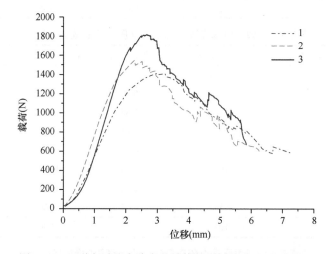

图 5-19　X 型木质基点阵夹芯结构的平压载荷-位移曲线 I
1. 钻孔深度 9mm 的 CA1 型；2. 钻孔深度 12mm 的 CA2 型；3. 钻孔深度 15mm 的 CA3 型

为了进一步探索圆棒榫间距对 X 型木质基点阵夹芯结构平压性能的影响，本组试验设置试件 CB1、CB2 和 CB3 的圆棒榫间距分别为 12mm、30mm 和 48mm，不同圆棒榫间距下 X 型木质基点阵夹芯结构平压试验结果如表 5-8～表 5-10 所示。

表 5-8 X 型木质基点阵夹芯结构平压试验的数据分析 IV

试件编号	圆棒榫厚度（mm）	最大压缩载荷（N）	压缩强度（MPa）	比强度（MPa）	平压模量（MPa）
CB1-1		2647	0.74	18.61	28.20
CB1-2		3256	0.90	22.90	37.89
CB1-3		2983	0.83	20.98	39.38
CB1-4		3297	0.92	23.19	38.72
CB1-5	25.46	3714	1.03	26.12	46.05
CB1-6		2831	0.79	19.91	35.04
CB1-7		3227	0.90	22.69	31.39
CB1-8		3421	0.95	24.06	42.17
CB1-9		2535	0.70	17.83	30.23
平均值		3101	0.86	21.81	36.56

表 5-9 X 型木质基点阵夹芯结构平压试验的数据分析 V

试件编号	圆棒榫厚度（mm）	最大压缩载荷（N）	压缩强度（MPa）	比强度（MPa）	平压模量（MPa）
CB2-1		1640	0.46	11.53	18.23
CB2-2		1357	0.38	9.54	13.83
CB2-3		1631	0.45	11.47	16.13
CB2-4		1702	0.47	11.97	17.59
CB2-5	25.46	1490	0.41	10.56	16.12
CB2-6		1597	0.44	11.32	17.63
CB2-7		1400	0.39	9.85	14.18
CB2-8		1297	0.36	9.12	13.34
CB2-9		1520	0.42	10.69	17.07
平均值		1515	0.42	10.67	16.01

表 5-10 X 型木质基点阵夹芯结构平压试验的数据分析 VI

试件编号	圆棒榫厚度（mm）	最大压缩载荷（N）	压缩强度（MPa）	比强度（MPa）	平压模量（MPa）
CB3-1		1256	0.35	8.83	6.89
CB3-2		1233	0.34	8.67	4.76
CB3-3		1352	0.38	9.58	10.67
CB3-4		1422	0.40	10.00	12.43
CB3-5	25.46	1542	0.43	10.84	14.33
CB3-6		1213	0.34	8.53	6.37
CB3-7		1218	0.34	8.57	8.97
CB3-8		1367	0.38	9.69	10.22
CB3-9		1283	0.36	9.02	7.21
平均值		1321	0.37	9.30	9.09

本组试验设置因素为圆棒榫间距，分别为 12mm、30mm 和 48mm，3 种试件的平压载荷-位移曲线见图 5-20，大致均可分为 3 个阶段，在第一（线弹性）阶段，载荷随着位移的增加而迅速上升，可以认为圆棒榫和面板在该阶段均处于弹性变形状态。CB1 型、CB2 型和 CB3 型 X 型木质基点阵夹芯结构的平均平压弹性模量分别为 36.56MPa、16.01MPa 和 9.09MPa。此时夹芯结构试件表面并未发现明显的破坏迹象。在第二阶段即塑性破坏阶段，载荷增长的速率随着位移的增加而减小。在这个阶段，圆棒榫表面发生滑移现象，即圆棒榫受到横向剪切破坏。如图 5-20 所示，载荷峰值之后，曲线进入第三阶段，CB1 型为载荷峰值过后的锯齿状下降阶段，随着位移的增加，载荷急速减小；而 CB2 型和 CB3 型则为载荷峰值过后的平台阶段，随着位移的变化，载荷并非迅速下降，而是有一段较长的平台阶段并呈缓慢阶梯状下降，圆棒榫出现明显的剪切破坏。由图 5-20 可看出，圆棒榫间距越短，结构承压能力越强，CB1 型 X 型木质基点阵夹芯结构的承压性能远大于 CB2 型和 CB3 型，CB2 型的最大承压能力略大于 CB3 型。

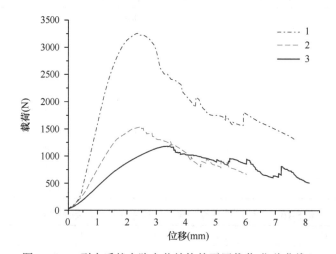

图 5-20　X 型木质基点阵夹芯结构的平压载荷-位移曲线 II

1. 圆棒榫间距 12mm 的 CB1 型；2. 圆棒榫间距 30mm 的 CB2 型；3. 圆棒榫间距 48mm 的 CB3 型

为了进一步探索圆棒榫尺寸对 X 型木质基点阵夹芯结构平压性能的影响，本组试验选用试件 CC1、CC2 的圆棒榫尺寸分别为 L50D8、L60D8，不同圆棒榫尺寸下 X 型木质基点阵夹芯结构平压试验结果如表 5-11、表 5-12 所示。

本组试验设置因素为圆棒榫尺寸，分别为 L50D8 和 L60D8，这两种试件的平压载荷-位移曲线见图 5-21，均可分为 3 个阶段，分别是线弹性阶段、塑性破坏阶段和越过载荷峰值之后的锯齿状下降阶段。在第一阶段，曲线随着载荷的增加而迅速上升，可以认为圆棒榫和面板在这一阶段均处于弹性变形阶段，真实应力-应变曲线近似为一条直线，计算直线斜率得到平压弹性模量分别为 18.84MPa 和

表 5-11　X 型木质基点阵夹芯结构平压试验的数据分析Ⅶ

试件编号	圆棒榫厚度（mm）	最大压缩载荷（N）	压缩强度（MPa）	比强度（MPa）	平压模量（MPa）
CC1-1		1991	0.55	14.18	14.83
CC1-2		1925	0.53	13.54	21.57
CC1-3		1955	0.54	13.85	16.00
CC1-4	18.39	2000	0.56	14.06	13.22
CC1-5		1972	0.55	13.97	19.32
CC1-6		2103	0.58	14.79	21.69
CC1-7		2411	0.67	17.08	20.47
CC1-8		2207	0.61	15.64	23.59
平均值		2071	0.57	14.64	18.84

表 5-12　X 型木质基点阵夹芯结构平压试验的数据分析Ⅷ

试件编号	圆棒榫厚度（mm）	最大压缩载荷（N）	压缩强度（MPa）	比强度（MPa）	平压模量（MPa）
CC2-1		1600	0.44	11.25	16.10
CC2-2		1801	0.50	12.67	18.64
CC2-3		1508	0.42	10.60	15.16
CC2-4		1520	0.42	10.69	15.14
CC2-5	25.46	1667	0.46	11.72	16.54
CC2-6		1788	0.50	12.57	16.65
CC2-7		1546	0.43	10.87	14.43
CC2-8		1497	0.42	10.53	14.73
CC2-9		1624	0.45	11.42	16.07
平均值		1617	0.45	11.37	15.94

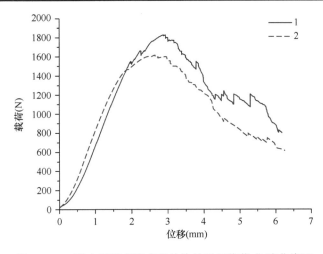

图 5-21　X 型木质基点阵夹芯结构的平压载荷-位移曲线Ⅲ
1. 圆棒榫尺寸为 L50D8 的 CC1 型；2. 圆棒榫尺寸为 L60D8 的 CC2 型

15.94MPa。此时，夹芯结构试件表面没有明显的变形破坏迹象。在第二阶段，曲线增长的速率随着载荷的增加而减小，在这个阶段，圆棒榫表面发生滑移现象，即圆棒榫受到横向的剪切破坏。越过载荷峰值之后，进入第三阶段，载荷随着挠度的增加而呈阶梯状下降，此时点阵夹芯结构已发生明显的扭转破坏。显然，芯子采用L50D8的点阵夹芯结构的平压性能稍优于采用L60D8的夹芯结构。

由以上3组试验可发现，钻孔深度越深、圆棒榫间距越短、圆棒榫尺寸越小的夹芯结构的力学性能越好，3组对比试验的主要失效模式是芯子的剪切破坏，其原因可以认为包括如下几个方面。

1）在如上的3组平压试验中，由于圆棒榫是通过优选之后得到的，因此其变异性相对较小，所以每组对比试验的压缩强度、平压模量和比强度的变异性并不是很大，在可接受的范围内。

2）在3组平压试验中，施加的载荷首先通过上面板来分配给芯层的圆棒榫，然后通过圆棒榫再传递到下面板，上下面板和芯层三者构成一个串联系统。圆棒榫主要承受轴向压缩力和横向剪力。在载荷-位移曲线的线弹性阶段，圆棒榫作为承受载荷的主体，在压缩过程中，面板呈弹性压缩状态，圆棒榫也呈现长径比减小的趋势，圆棒榫长度在减小的同时，其直径在增大，在这一过程中圆棒榫反向作用给面板一个额外的力。而在载荷-位移曲线的塑性破坏阶段，圆棒榫的表面随着载荷的增加而逐渐出现滑移线或滑移面。

3）通过3组试验可发现X型木质基点阵夹芯结构的载荷-位移曲线在越过峰值点之后，都有一个较长的平台阶段。较大的平台区域表明，X型木质基点阵夹芯结构的能量吸收能力较好，在木结构中（如抗震方面）的运用很重要。

5.3.2 剪切性能分析

为了探讨不同构型对X型点阵夹芯结构弯曲性能与芯子剪切性能的影响，选用定向刨花板作为面板材料，采取插入-胶合的制备方法，制作出了X型木质基点阵夹芯结构。不同构型的X型木质基点阵夹芯结构在三点弯曲载荷下的载荷-位移曲线如图5-22所示，不同构型的X型木质基点阵夹芯结构在三点弯曲载荷下的主要失效模式如图5-23所示。由图5-22可知，曲线可以分为线弹性阶段和曲线增长速率缓慢减小阶段两个阶段。曲线在线弹性阶段呈现良好的线性关系，随着位移的增加，载荷增加的速率降低直至到达载荷峰值，越过载荷峰值后，曲线并未迅速下降，而是极其缓慢地下降，而后有一段较长的平台阶段。X型木质基点阵夹芯结构BS1与BS2的短梁剪切数据如表5-13所示，BS1型和BS2型X型木质基点阵夹芯结构芯子的平均剪切模量分别为56.77MPa和71.97MPa。

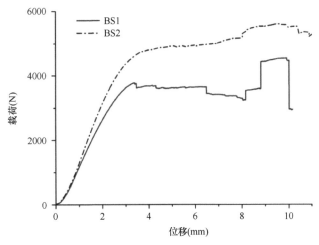

图 5-22 X 型点阵夹芯结构短梁剪切试验的载荷-位移图（不同构型）

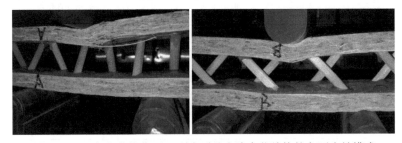

图 5-23 三点弯曲载荷下 X 型木质基点阵夹芯结构的主要失效模式
（不同构型）（彩图请扫封底二维码）

表 5-13 X 型木质基点阵夹芯结构 BS1 与 BS2 的短梁剪切数据（不同构型）

序号	最大应力（N）	最大弯曲载荷（N）	剪切应力（MPa）	剪切模量（MPa）	面板应力（MPa）	面板弹性模量（MPa）	弯曲刚度（N·m²）	剪切刚度（kN）
BS1-1	2131	3895	0.4370	48.34	3.21	95.49	70.48	117.46
BS1-2	2375	3477	0.4871	53.19	2.86	105.07	77.55	129.25
BS1-3	2430	4033	0.4984	59.89	3.32	118.29	87.31	145.52
BS1-4	2876	4544	0.5898	67.94	3.74	134.19	99.05	165.09
BS1-5	2807	4053	0.5757	59.54	3.34	117.61	86.81	144.68
BS1-6	2035	3368	0.4173	51.73	2.77	102.18	75.42	125.69
平均值	2442	3895	0.5009	56.77	3.21	112.14	82.77	137.95
BS2-1	2920	5523	0.5988	66.12	4.55	130.60	96.40	160.67
BS2-2	3575	5277	0.7332	75.34	4.34	148.83	109.85	183.07
BS2-3	4010	5595	0.8224	75.62	4.60	149.37	110.25	183.75
BS2-4	3392	4765	0.6956	66.77	3.92	131.89	97.35	162.25
BS2-5	4235	6052	0.8685	82.33	4.98	162.63	120.04	200.06
BS2-6	3573	5809	0.7328	65.65	4.78	129.68	95.72	159.53
平均值	3617.5	5503.5	0.7419	71.97	4.53	142.17	104.94	174.89

其原因可以认为包括如下几方面。

1）构型对 X 型木质基点阵夹芯结构弯曲性能与芯子剪切性能有影响，显然BS2 型面板平均应力、剪切应力和平均弹性模量均高于 BS1 型。

2）BS1 型芯子所用圆棒榫的安放方向垂直于定向刨花板刨花方向，而 BS2 型芯子所用圆棒榫的安放方向平行于定向刨花板刨花方向，所提供的约束力更大。

3）短梁剪切试验的主要失效模式是上下面板的破坏，说明上下面板不能抵抗逐渐增加的竖向载荷。

为了探讨不同单元规格设计对 X 型点阵夹芯结构芯子剪切性能的影响，选用定向刨花板作为面板材料，单元规格设计分别采用 60mm×120mm 和 60mm×60mm，采用插入-胶合方法来制备 X 型木质基点阵夹芯结构，不同单元规格设计下 X 型木质基点阵夹芯结构的短梁剪切数据如表 5-14、表 5-15 所示。

表 5-14　X 型木质基点阵夹芯结构的短梁剪切数据 I （不同单元规格设计）

序号	最大应力（N）	最大弯曲载荷（N）	剪切模量（MPa）	面板应力（MPa）	面板弹性模量（MPa）	弯曲刚度（N·m²）
BS3-1	1994	2923	2.4058	101.1	74.63	124.4
BS3-2	1908	2704	2.2255	101.8	75.15	125.2
BS3-3	2098	2795	2.3004	105.4	77.80	130.0
BS3-4	2018	2782	2.2897	100.1	73.86	123.1
BS3-5	1967	2889	2.3778	104.1	76.87	128.1
BS3-6	2256	3054	2.5136	108.1	79.81	133.0
平均值	2040	2858	2.3521	103.4	76.35	127.3
BS4-1	2178	3160	2.6008	110.4	81.45	135.8
BS4-2	2739	3770	3.1029	116.7	86.12	143.5
BS4-3	2858	3681	3.0296	123.5	91.18	152.0
BS4-4	2537	3489	2.8716	83.4	61.56	102.6
BS4-5	2313	3586	2.9514	108.6	80.16	133.6
BS4-6	2910	4160	3.4239	117.9	87.01	145.0
平均值	2589	3641	2.9967	110.08	81.25	135.42

表 5-15　X 型木质基点阵夹芯结构的短梁剪切数据 II （不同单元规格设计）

序号	平均相对密度（%）	剪切应力（MPa）	剪切模量（MPa）
BS3-1		0.4090	51.19
BS3-2		0.3914	51.54
BS3-3	1.97	0.4302	53.36
BS3-4		0.4138	50.66
BS3-5		0.4034	52.72
BS3-6		0.4626	54.74
平均值		0.4184	52.37

续表

序号	平均相对密度（%）	剪切应力（MPa）	剪切模量（MPa）
BS4-1		0.4467	55.87
BS4-2		0.5618	59.07
BS4-3	3.95	0.5861	62.54
BS4-4		0.5202	42.23
BS4-5		0.4744	54.98
BS4-6		0.5967	59.68
平均值		0.5310	55.73

不同单元规格设计的夹芯结构试件的载荷-位移曲线如图 5-24 所示，可以分为两个阶段，分别为线弹性阶段和载荷峰值过后的平台阶段。曲线在线弹性阶段呈现良好的线性关系，随着位移的增加，载荷增加的速率降低直至到达载荷峰值，越过载荷峰值后，曲线并未迅速下降，而是极其缓慢地下降，而后有一段较长的平台阶段。BS3 型和 BS4 型 X 型木质基点阵夹芯结构芯子的平均剪切模量分别为 52.37MPa 和 55.73MPa。

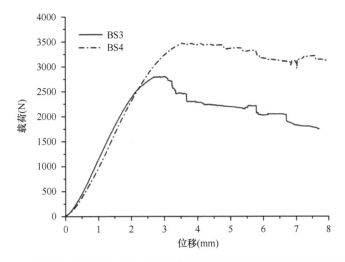

图 5-24　X 型点阵夹芯结构短梁剪切试验的载荷-位移图（不同单元规格设计）

从图 5-24 和表 5-14、表 5-15 可以看出，BS3 和 BS4 系列试件的芯子平均剪切应力值相差较大，但芯子平均剪切模量值非常接近，由此可知，单元规格设计会对芯子剪切应力造成一定影响，但对芯子剪切模量影响较小；BS4 型点阵夹芯结构比 BS3 型有更好的承压能力。根据图 5-25 可知，BS3 型的主要失效模式是 X 型木质基点阵夹芯结构的上面板率先发生起皱或压溃，BS4 型的主要失效模式是 X 型木质基点阵夹芯结构的上下面板同时发生起皱或压溃。

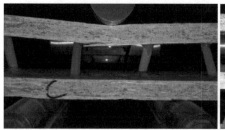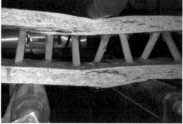

图 5-25 三点弯曲载荷下 X 型木质基点阵夹芯结构的主要失效模式
（不同单元规格设计）（彩图请扫封底二维码）

其原因可以认为包括如下几个方面。

1）单元规格设计对 X 型木质基点阵夹芯结构芯子的剪力有影响，胞元单元规格越小，表明同尺寸下芯子的相对密度越大，剪切应力越大，三点弯曲载荷作用下的承压能力越强。

2）单元规格设计对 X 型木质基点阵夹芯结构芯子的剪切模量影响较小。

为了探讨圆棒榫尺寸对 X 型点阵夹芯结构弯曲性能与芯子剪切性能的影响，分别将 L50D8 和 L60D8 圆棒榫作为点阵结构。以定向刨花板为面板材料和不同长度的圆棒榫为芯子制作点阵桁架，采用插入-胶合方法来制备 X 型木质基点阵夹芯结构，具有不同圆棒榫尺寸的 X 型木质基点阵夹芯结构的短梁剪切数据如表 5-16、表 5-17 所示。具有不同圆棒榫尺寸的 X 型木质基点阵夹芯结构的载荷-位移曲线如图 5-26 所示，可以分为线弹性阶段和载荷峰值过后的缓慢下降阶段两个阶段。由图 5-27 可知，该组 X 型木质基点阵夹芯结构的主要破坏模式是上面板的压溃。

表 5-16 X 型木质基点阵夹芯结构的短梁剪切数据 I（不同圆棒榫尺寸）

序号	最大应力（N）	最大弯曲载荷（N）	剪切模量（MPa）	面板应力（MPa）	面板弹性模量（MPa）	弯曲刚度（N·m²）
BS5-1	2466	3430	3.4232	159.85	80.25	133.74
BS5-2	2164	2496	2.4913	129.65	65.08	108.47
BS5-3	2714	3426	3.4194	166.10	83.38	138.97
BS5-4	2802	3873	3.8652	173.07	86.88	144.80
BS5-5	2506	3325	3.3188	154.41	77.51	129.19
BS5-6	2386	2773	2.7670	152.12	76.37	127.28
平均值	2506	3221	3.2142	155.87	78.25	130.41
BS6-1	1947	2423	1.9942	99.40	73.37	122.28
BS6-2	2757	4266	3.5110	129.61	95.67	159.45
BS6-3	2078	3233	2.6605	102.53	75.68	126.13
BS6-4	2174	2891	2.3793	101.92	75.23	125.38
BS6-5	2242	3215	2.6464	98.95	73.04	121.73
BS6-6	1602	2345	1.9304	82.15	60.64	101.06
平均值	2133	3062	2.5203	102.43	75.61	126.01

表 5-17　X 型木质基点阵夹芯结构的短梁剪切数据 II（不同圆棒榫尺寸）

序号	试件理论高度（%）	剪切应力（MPa）	剪切模量（MPa）
BS5-1		0.6098	66.74
BS5-2		0.5351	54.13
BS5-3	48.4	0.6711	69.35
BS5-4		0.6928	72.25
BS5-5		0.6196	64.47
BS5-6		0.5900	63.51
平均值		0.6197	65.08
BS6-1		0.3993	50.32
BS6-2		0.5654	65.62
BS6-3	55.5	0.4262	51.91
BS6-4		0.4459	51.60
BS6-5		0.4599	50.09
BS6-6		0.3285	41.59
平均值		0.4375	51.86

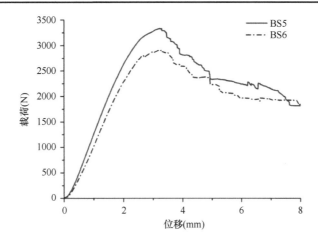

图 5-26　X 型木质基点阵夹芯结构的载荷-位移图（不同圆棒榫尺寸）

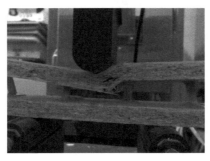

图 5-27　三点弯曲载荷下 X 型木质基点阵夹芯结构的主要失效模式
（不同圆棒榫尺寸）（彩图请扫封底二维码）

　　破坏过程如下：在载荷的作用下，夹芯结构进入线弹性阶段，挠度随着载荷在这一阶段的迅速增长而均匀增长，并未发现该结构各部分有明显破坏迹象。随着载荷的增大，夹芯结构进入塑性破坏阶段：相比于增长速度缓慢下降的载荷，挠度的增长速度加快，可用肉眼发现夹芯结构上面板中间位置下表面的裂纹缺陷由快到慢扩展开来，试验过程中发出噼啪的声音；此时，夹芯结构所受载荷达到峰值，夹芯结构进入破坏阶段。随后裂纹迅速扩展，载荷缓慢减小，挠度却迅速增长，载荷-位移曲线出现一段较长的平台阶段；当夹芯结构上面板下表面的刨花板纤维明显脱离原平面时，载荷开始下降；各斜杆均在承受压缩载荷和横向剪力，载荷慢慢下降，直至上面板下端出现明显断裂，整个结构丧失承载能力。BS5 型和 BS6 型 X 型木质基点阵夹芯结构的平均剪切模量分别为 65.08MPa 和 51.86MPa。

　　针对上述结果和现象，其原因可以认为包括如下几个方面。

　　1）圆棒榫尺寸（长度）对 X 型木质基点阵夹芯结构芯子的剪切性能有影响。L50D8 圆棒榫的 BS5 型试件芯子的剪切性能优于 L60D8 圆棒榫的 BS6 型试件芯子的剪切性能。这说明芯子越短，夹芯结构芯子的剪切性能越佳。

　　2）芯子越短，承压能力越强，试件的抗弯截面剪切模量越小，静曲强度越大。

　　为了探讨钻孔深度对 X 型点阵夹芯结构面板的弹性模量与芯子剪切性能的影响，将钻孔深度设置成两个水平，分别是 9mm 和 12mm。以定向刨花板作为面板材料，以 L60D8 圆棒榫作为点阵桁架，采用插入-胶合方法来制备 X 型木质基点阵夹芯结构。在不同钻孔深度下，X 型木质基点阵夹芯结构的短梁剪切数据如表 5-18、表 5-19 所示。

表 5-18　X 型木质基点阵夹芯结构的短梁剪切数据 I（不同钻孔深度）

序号	最大应力（N）	最大弯曲载荷（N）	剪切模量（MPa）	面板应力（MPa）	面板弹性模量（MPa）	弯曲刚度（N·m²）
BS7-1	2152	3035	2.2481	71.65	65.29	108.82
BS7-2	2171	2782	2.0607	82.44	75.12	125.21
BS7-3	2220	2733	2.0244	82.33	75.03	125.05
BS7-4	1748	2322	1.7200	65.19	59.41	99.01
BS7-5	2015	2688	1.9911	78.93	71.93	119.88
BS7-6	2168	2483	1.8393	76.35	69.57	115.96
平均值	2079	2674	1.9806	76.15	69.39	115.66
BS8-1	2552	3564	2.9333	116.39	85.91	143.18
BS8-2	2138	2665	2.1934	96.64	71.33	118.88
BS8-3	2476	3398	2.7967	106.48	78.59	130.99
BS8-4	2085	2912	2.3967	85.86	63.38	105.63
BS8-5	2325	2909	2.3942	99.88	73.72	122.87
BS8-6	2115	2323	1.9119	88.84	65.58	109.30
平均值	2282	2962	2.4377	99.02	73.09	121.81

表 5-19 X 型木质基点阵夹芯结构的短梁剪切数据Ⅱ（不同钻孔深度）

序号	试件理论高度（%）	剪切应力（MPa）	剪切模量（MPa）
BS7-1		0.3978	40.30
BS7-2		0.4014	46.37
BS7-3	60	0.4104	46.31
BS7-4		0.3232	36.67
BS7-5		0.3725	44.40
BS7-6		0.4008	42.95
平均值		0.3844	42.83
BS8-1		0.5234	58.92
BS8-2		0.4385	48.92
BS8-3	55.5	0.5078	53.91
BS8-4		0.4276	43.47
BS8-5		0.4768	50.57
BS8-6		0.4337	44.98
平均值		0.4680	50.13

在不同钻孔深度下，X 型木质基点阵夹芯结构的载荷-位移曲线如图 5-28 所示，两条曲线各有区别。三点弯曲载荷下，不同钻孔深度的 X 型木质基点阵夹芯结构的主要失效模式如图 5-29 所示。

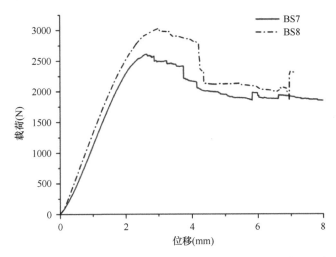

图 5-28 X 型木质基点阵夹芯结构的载荷-位移图（不同钻孔深度）

曲线 BS7：可分为两个阶段。在第一阶段，即线弹性阶段，呈直线上升，线弹性阶段过后，曲线达到载荷峰值，此时夹芯结构的上面板出现裂痕；越过载荷峰值后进入第二阶段，即载荷峰值过后的缓慢下降阶段，曲线先迅速下降，然后进入一段较长的平台阶段，其芯子剪切模量为 42.83MPa。最后，试件上面板在跨中处压溃。

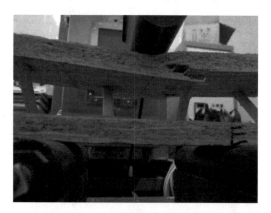

图 5-29 三点弯曲载荷下 X 型木质基点阵夹芯结构的主要失效模式
（不同钻孔深度）（彩图请扫封底二维码）

曲线 BS8：主要可分为 3 个阶段。曲线在第一阶段，即线弹性阶段，呈现很好的线性，在这个阶段，圆棒榫和面板均未发现破坏迹象；随着载荷的增加进入第二阶段，即塑性破坏阶段，曲线上升速率减缓，夹芯结构上面板下表面出现明显的裂痕，即夹芯结构发生塑性变形；接着载荷迅速下降进入第三阶段，即载荷峰值过后的平台阶段，且该阶段较长，其芯子剪切模量为 50.13MPa。最后，试件上面板在跨中处压溃。

其原因可以认为包括如下几个方面。

1）钻孔深度对 X 型木质基点阵夹芯结构芯子的剪切性能有影响。钻孔深度越大，X 型木质基点阵夹芯结构芯子剪切性能越好。

2）随着钻孔深度的增加，其对芯子圆棒榫提供的胶接面积越大，相对应的胶接力越大。

3）该组试验的主要失效模式是 X 型木质基点阵夹芯结构上面板被压溃，说明芯子的胶接力足以承受横向剪力，但面板的承压性能不够。

5.3.3 弯曲性能分析

为了探讨不同构型设计对 X 型木质基点阵夹芯结构弯曲性能的影响，本节分别对 FB1、FB2、FB3、FB4、FB5 构型的 X 型木质基点阵夹芯结构在四点弯曲载荷下的弯曲性能进行评价，不同构型 X 型木质基点阵夹芯结构在四点弯曲载荷下的弯曲性能如表 5-20～表 5-24 所示，对应的结构主要失效模式如图 5-30～图 5-34 所示。

表 5-20 木质基点阵夹芯结构桁架四点弯曲下的数据 I

序号	相对密度 （%）	理论高度 （mm）	面板弹性模量 （GPa）	芯子剪切模量 （MPa）	芯子弹性模量 （MPa）	芯子应力 （MPa）
FB1-1			4.78	8.96	3297	21.69
FB1-2			4.71	8.83	3251	20.85
FB1-3	3.95	55.46	4.69	8.79	3235	18.22
FB1-4			5.07	9.50	3498	21.46
FB1-5			4.94	9.25	3406	21.47
平均值			4.84	9.07	3337	20.74

表 5-21 木质基点阵夹芯结构桁架四点弯曲下的数据 II

序号	相对密度 （%）	理论高度 （mm）	面板弹性模量 （GPa）	芯子剪切模量 （MPa）	芯子弹性模量 （MPa）	芯子应力 （MPa）
FB2-1			3.22	6.03	2221	13.94
FB2-2			3.17	5.94	2188	16.34
FB2-3	3.95	55.46	3.22	6.04	2223	15.64
FB2-4			2.86	5.36	1974	13.97
平均值			3.12	5.84	2152	14.97

表 5-22 木质基点阵夹芯结构桁架四点弯曲下的数据 III

序号	相对密度 （%）	理论高度 （mm）	面板弹性模量 （GPa）	芯子剪切模量 （MPa）	芯子弹性模量 （MPa）	芯子应力 （MPa）
FB3-1			1.83	3.42	1260	8.83
FB3-2			1.79	3.35	1235	10.92
FB3-3	1.97	55.46	1.95	3.66	1348	8.92
FB3-4			1.99	3.73	1372	8.57
平均值			1.89	3.54	1304	9.31

表 5-23 木质基点阵夹芯结构桁架四点弯曲下的数据 IV

序号	相对密度 （%）	理论高度 （mm）	面板弹性模量 （GPa）	芯子剪切模量 （MPa）	芯子弹性模量 （MPa）	芯子应力 （MPa）
FB4-1			1.58	3.26	1063	9.76
FB4-2	1.97	59.7	1.55	3.22	1049	9.34
FB4-3			1.60	3.31	1079	9.70
平均值			1.58	3.26	1064	9.60

表 5-24 木质基点阵夹芯结构桁架四点弯曲下的数据 V

序号	相对密度 （%）	理论高度 （mm）	面板弹性模量 （GPa）	芯子剪切模量 （MPa）	芯子弹性模量 （MPa）	芯子应力 （MPa）
FB5-1			3.10	4.79	2189	13.89
FB5-2			3.09	4.78	2185	15.04
FB5-3	1.97	48.39	3.36	5.19	2375	16.48
FB5-4			3.10	4.79	2193	14.53
FB5-5			3.70	5.72	2616	15.35
平均值			3.27	5.05	2312	15.06

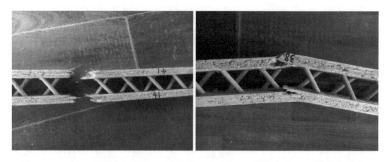

图 5-30　X 型木质基点阵夹芯结构桁架四点弯曲下的失效模式 I（彩图请扫封底二维码）

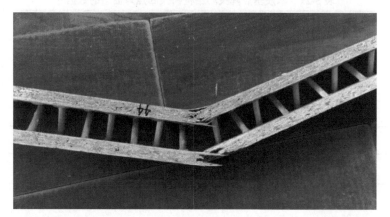

图 5-31　X 型木质基点阵夹芯结构桁架四点弯曲下的失效模式 II（彩图请扫封底二维码）

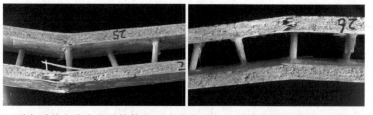

图 5-32　X 型木质基点阵夹芯结构桁架四点弯曲下的失效模式 III（彩图请扫封底二维码）

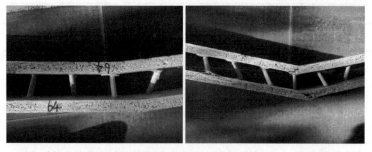

图 5-33　X 型木质基点阵夹芯结构桁架四点弯曲下的失效模式 IV（彩图请扫封底二维码）

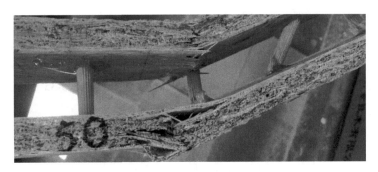

图 5-34 X 型木质基点阵夹芯结构桁架四点弯曲下的失效模式 V（彩图请扫封底二维码）

FB1-5 试件圆棒榫在面板上的投影与面板长度方向在同一条直线上，初期加载无明显变化，这一阶段随着载荷的增加，未发现试件发生明显破坏的迹象。继续加载到 1572N 时，试件开始发出声音。当加载到 1620N 时，可以听到试件发出明显的撕裂声，此时发现芯子与上面板相交处出现裂缝。在这之后，试件的芯子与下面板相交处也出现裂缝并沿水平向扩展直至断裂，如图 5-30 所示。

FB2-2 试件圆棒榫在面板上的投影与面板长度方向相互垂直，随着载荷的增加，挠度持续增大，但并未发现试件有明显的破坏迹象，加载到 1197N 时，能听到噼啪的声音。继续加载到 1216N 时，在加载点之间的下面板发现裂痕，继续加载，会伴有持续的撕裂声。此时，上下面板与加载点之间的芯子相交处出现撕裂破坏，如图 5-31 所示。

FB3-3 试件单元规格设计为 60mm×120mm，加载初期无明显现象，当加载到 671N 时，出现噼啪的声音。继续加载过程中突然听到一声巨响时，可发现下面板的上表面出现裂痕。此时，继续加载，下面板裂痕扩展，持续加载，裂痕扩展现象更明显，如图 5-32 所示，试件破坏。

FB4-2 试件钻孔深度为 9mm，加载初期试件没有明显破坏迹象。在随后加载过程中伴有轻微的声音。当载荷增加至 792N 时，试件发出轻微的噼啪声，但在此过程中并未发现裂纹产生。载荷和挠度均在继续增加，当加载到 806N 时，试件发出较大的断裂声，同时载荷下降幅度较大，上面板下表面和下面板上表面均出现纤维脱落，如图 5-33 所示。

FB5-4 试件圆棒榫尺寸为 L50D8，使得面板相对芯层较厚，组合刚度相对较小，随着载荷的增大，位移增加的程度很小。当加载到 824N 时，可以听到试件发出撕裂声。与此同时，试件的下面板上表面跨中处出现裂缝。随着载荷慢慢增加，裂缝沿纤维方向扩展，与此同时，下面板内部也出现水平向裂缝，随着荷载的增加，突然发出一声巨响，此时发现试件中间的下面板发生断裂，如图 5-34 所示。

根据以上 FB1、FB2、FB3、FB4、FB5 5 种构型 X 型木质基点阵夹芯结构在四点弯曲载荷下的弯曲性能结果及主要失效模式图，为了进一步阐明不同构型、不同单元规格设计、不同圆棒榫尺寸、不同钻孔深度对 X 型木质基点阵夹芯结构弯曲性能的影响，不同构型、不同单元规格设计、不同圆棒榫尺寸、不同钻孔深度对 X 型木质基点阵夹芯结构在四点弯曲载荷下的载荷-位移曲线如图 5-35～图 5-38 所示。

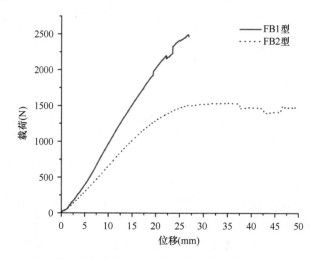

图 5-35　X 型木质基点阵夹芯结构四点弯曲试验的载荷-位移曲线（不同构型）

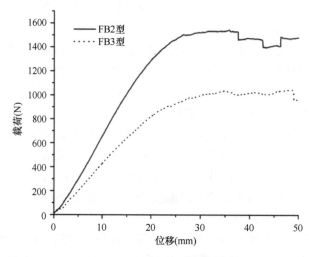

图 5-36　X 型木质基点阵夹芯结构四点弯曲试验的载荷-位移曲线（不同单元规格设计）

　　FB1 型和 FB2 型点阵夹芯结构圆棒榫在面板上的投影方向不同。以 OSB 作为面板材料，以 L60D8 圆棒榫作为点阵桁架，通过插入-胶合方法来制备 X 型木质基点阵夹芯结构。这种组合的载荷-位移曲线如图 5-35 所示，两条曲线显然不同。

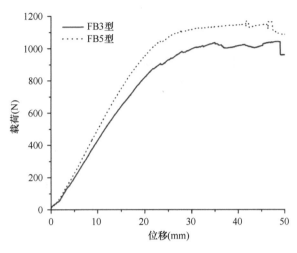

图 5-37　X 型木质基点阵夹芯结构四点弯曲试验的载荷-位移曲线（不同圆棒榫尺寸）

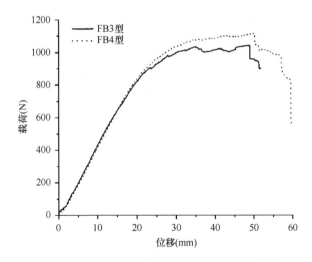

图 5-38　X 型木质基点阵夹芯结构四点弯曲试验的载荷-位移曲线（不同钻孔深度）

　　FB1 型曲线：可分为两个阶段。在第一阶段，即线弹性阶段，其抗弯弹性模量为 3337MPa；曲线在线弹性阶段过后达到峰值。此时进入第二阶段，即锯齿状波动阶段，弯曲试件的下面板发生明显破坏，随着挠度的增加，下面板率先发生压溃或断裂，紧接着上面板也发生压溃或断裂，其中 FB1-5 型试件上下面板发生断裂。

　　FB2 型曲线：分为两个阶段，即线弹性阶段和载荷峰值过后的平台阶段。曲线在第一阶段，即线弹性阶段，呈直线上升，其抗弯弹性模量为 2152MPa；随后进入第二阶段，即载荷峰值过后的平台阶段，不久后曲线到达第一个载荷峰值。

此时，点阵夹芯结构桁架下面板率先产生裂纹，随着挠度的增加，上面板也产生裂纹，下面板的裂纹迅速扩大。

由表 5-20、表 5-21 可明显看出，FB1 型 X 型木质基点阵夹芯结构桁架面板弹性模量、芯子剪切模量、芯子弹性模量、抗弯强度（芯子应力）及载荷峰值等明显大于 FB2 型，显然，FB1 型 X 型木质基点阵夹芯结构桁架能承受更大的载荷，其在力学性能方面显然优于 FB2 型；但是，FB2 型在载荷峰值过后有一个平台区域，较大的平台区域表明，X 型木质基点阵夹芯结构的能量吸收能力较好，在木结构中（如抗震方面）的运用很重要。

为探讨不同单元规格设计对 X 型木质基点阵夹芯结构桁架弯曲性能的影响，FB2 型与 FB3 型单元规格设计分别为 60mm×60mm 和 60mm×120mm。以 OSB 作为面板材料，以 L60D8 圆棒榫作为点阵桁架，通过插入-胶合方法来制备 X 型木质基点阵夹芯结构。不同单元规格设计的点阵夹芯结构试件的载荷-位移曲线如图 5-36 所示，两条曲线趋势较为类似，大致可分为两个阶段。在第一阶段，即线弹性阶段，曲线呈直线迅速上升，单元规格设计为 60mm×60mm 和 60mm×120mm 的弯曲试件的抗弯弹性模量分别为 2152MPa 和 1304MPa。随着载荷的增加进入第二阶段，即载荷峰值过后的平台阶段，下面板明显受拉，上面板明显受压，逐渐压成"V"字形，且下面板相较于上面板裂纹扩展明显，上下面板在跨中处靠近加载点的地方破坏。由图 5-36 和表 5-21、表 5-22 可明显看出，FB2 型 X 型木质基点阵夹芯结构桁架面板弹性模量、芯子剪切模量、芯子弹性模量、抗弯强度及载荷峰值等显然大于 FB3 型，显然，FB2 型 X 型木质基点阵夹芯结构桁架能承受更大的载荷，其在力学性能方面显然优于 FB3 型。

为探讨不同圆棒榫长度对 X 型木质基点阵夹芯结构桁架弯曲性能的影响，FB3 型与 FB5 型点阵夹芯结构桁架的芯子分别采用 L60D8 和 L50D8。选用 OSB 作为面板材料制作点阵桁架，通过插入-胶合方法来制备 X 型木质基点阵夹芯结构。两种尺寸的 X 型木质基点阵夹芯结构桁架在四点弯曲下的载荷-位移曲线如图 5-37 所示，可以分为两个阶段。在第一阶段，即线弹性阶段，曲线呈直线上升；随着载荷的增加进入第二阶段，即载荷峰值过后的平台阶段，两种 X 型木质基点阵夹芯结构桁架下面板的裂纹迅速增大，FB3 型夹芯结构桁架上面板的破坏程度不及 FB5 型的明显，进入平台阶段后，在试件跨中靠近加载点的位置发生破坏。

虽然两种 X 型木质基点阵夹芯结构桁架的曲线极为相近，但从表 5-22、表 5-24 中可发现，圆棒榫尺寸采用 L50D8 的 FB5 型 X 型木质基点阵夹芯结构桁架面板弹性模量为 3.27GPa，芯子剪切模量为 5.05MPa，芯子抗弯弹性模量为 2312MPa，抗弯强度为 15.06MPa，均明显大于圆棒榫尺寸采用 L60D8 的 FB3 型。说明圆棒榫尺寸越短的夹芯结构桁架的力学性能越好。

为探讨不同钻孔深度对 X 型木质基点阵夹芯结构桁架弯曲性能的影响，FB3

型与 FB4 型点阵夹芯结构桁架钻孔深度分别设计为 12mm 和 9mm。以 OSB 作为面板材料，以 L60D8 圆棒榫作为点阵桁架，通过插入-胶合方法来制备 X 型木质基点阵夹芯结构。不同钻孔深度的 X 型木质基点阵夹芯结构桁架在四点弯曲下的载荷-位移曲线如图 5-38 所示，相比较可各分如下阶段。

FB3 型主要为线弹性阶段、锯齿状缓慢上升阶段两个阶段。而 FB4 型主要为 3 个阶段：线弹性阶段、载荷峰值过后的平台阶段和迅速下降阶段。在初始的线弹性阶段，从图 5-38 和表 5-22、表 5-23 均可看出，两种类型的面板弹性模量、芯子剪切模量、芯子弹性模量、抗弯强度及载荷峰值均很接近，弯曲试件的抗弯弹性模量分别为 1304MPa 和 1064MPa。随着挠度的增加，FB4 型夹芯结构桁架的承压能力略大于 FB3 型，在塑性阶段，载荷增加至 900～1100N，之后下降趋势不同，FB4 型相比 FB3 型有很大幅度的挠度增加。

其原因可以认为包括如下几个方面。

1）钻孔深度对 X 型木质基点阵夹芯结构桁架的弯曲性能有影响，钻孔深度越大，X 型木质基点阵夹芯结构的抵抗弯曲变形的能力越大，可以承受更大的弯曲载荷。

2）随着钻孔深度的增加，芯子与面板的胶接面积越大，约束力也越大。

3）该组弯曲试验的最初失效模式是上下面板的裂纹扩展，说明芯子能提供足够的约束力，而面板不能抵御载荷，在跨中靠近加载点处破坏。

5.4 试验实测值与理论预测值的对比分析

根据第 3 章中从经典力学推导得出的力学模型和试验原材料的力学性能，通过计算得到木质基点阵夹芯结构平压、剪切、弯曲和侧压性能的理论预测值，并与试验实测值进行对比，分析两者的差别及其原因。

5.4.1 平压性能对比分析

圆棒榫的力学性能如表 4-1 所示，由于两种构型的木质基点阵夹芯结构在平压试验中的失效模式主要表现为圆棒榫的剪切失效，故根据式（3-12）与式（3-13）可以计算得到两种构型的木质基点阵夹芯结构的理论预测平压强度和平压弹性模量，如表 5-2 和表 5-25 所示。

由表 5-2 可知，采用桦木锯材、LVL$_1$ 和 LVL$_2$ 作为面板材料，用最优方案制备的直柱型木质基点阵夹芯结构的平压强度均大于理论预测值，而其平压弹性模量均小于理论预测值，特别是平压弹性模量，LVL$_1$、LVL$_2$ 面板材料的直柱型点阵夹芯结构的平压弹性模量远小于理论预测值。桦木锯材、LVL$_1$ 和 LVL$_2$ 面板材料的直柱型木质基点阵夹芯结构的平压强度比理论预测值分别大 30.63%、28.93%和

20.94%；而其平压弹性模量比理论预测值分别小 32.70%、57.17%和 65.69%，如图 5-39 和图 5-40 所示。

表 5-25　倾斜型木质基点阵夹芯结构平压性能试验实测值与理论预测值的对比分析

面板材料	相对密度（%）	实测值		预测值	
		强度（MPa）	弹性模量（MPa）	强度（MPa）	弹性模量（MPa）
桦木锯材	3.66	1.17	29.33		
		（6.11%）	（7.54%）	1.24	30.43
LVL$_1$	3.66	1.07	29.02		
		（7.95%）	（8.47%）		
LVL$_2$	3.66	1.02	28.72		
		（9.85%）	（10.07%）		

注：括号中的数值为变异系数。

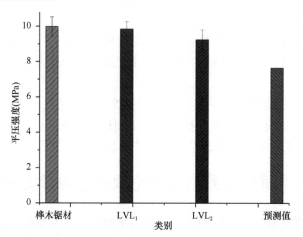

图 5-39　直柱型木质基点阵夹芯结构的实测和预测平压强度的比较

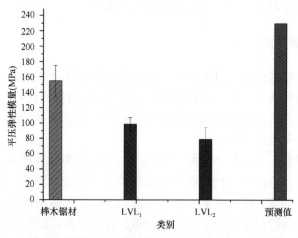

图 5-40　直柱型木质基点阵夹芯结构的实测和预测平压弹性模量的比较

由表 5-26 可知，L50D12 直柱型木质基点阵夹芯结构的平压强度和平压弹性模量要优于 L50D10 直柱型木质基点阵夹芯结构的平压强度和平压弹性模量；L50D10 和 L50D12 直柱型木质基点阵夹芯结构实测的平压强度和平压弹性模量均小于理论预测值。L50D10 直柱型木质基点阵夹芯结构的平压强度和平压弹性模量分别比理论预测值小 21.28% 和 17.88%；L50D12 直柱型木质基点阵夹芯结构的平压强度和平压弹性模量分别比理论预测值小 19.90% 和 26.47%。

表 5-26　L50D10 和 L50D12 直柱型木质基点阵夹芯结构的平压强度与平压弹性模量实测值及理论预测值的比较

类型	相对密度（%）	实测值		预测值	
		强度（MPa）	弹性模量（MPa）	强度（MPa）	弹性模量（MPa）
L50D10	2.18	1.11	59.54	1.41	72.50
		(16.72%)	（10.83%）		
L50D12	3.14	1.53	84.50	1.91	114.92
		(8.82%)	（5.04%）		

注：括号中的数值为变异系数。

由表 5-25 可知，采用桦木锯材、LVL$_1$ 和 LVL$_2$ 作为面板材料，用倾斜型最优方案制备的倾斜型木质基点阵夹芯结构的平压强度和平压弹性模量均小于理论预测值。桦木锯材、LVL$_1$ 和 LVL$_2$ 面板材料的倾斜型木质基点阵夹芯结构的平压强度比理论预测值分别小 5.65%、13.71% 和 17.74%；而其平压弹性模量比理论预测值分别小 3.61%、4.63% 和 5.62%，如图 5-41 和图 5-42 所示。

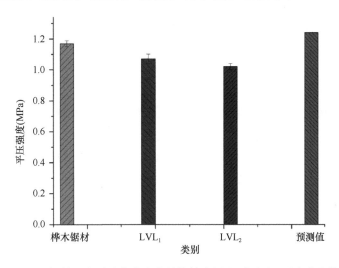

图 5-41　倾斜型木质基点阵夹芯结构的实测和预测平压强度的比较

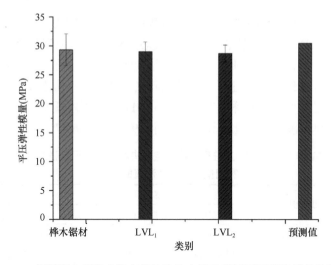

图 5-42　倾斜型木质基点阵夹芯结构的实测和预测平压弹性模量的比较

产生上述结果的原因可以认为包括如下几个方面。

1）在进行平压试验时，面板与圆棒榫组成一个串联系统；其中，最优方案中的 4 个圆棒榫组成一个并联系统，共同承担施加的载荷，产生了 1+1＞2 的效果。单个圆棒榫承受载荷时，其实测值小于理论预测值。面板是横向受压，相对于圆棒榫的顺纹压缩，其压缩性能相对较差。这是造成直柱型木质基点阵夹芯结构平压弹性模量小于理论预测值的主要原因。

2）L50D12 圆棒榫的力学性能要优于 L50D10 圆棒榫的力学性能，主要表现在所能承受的最大压缩载荷、压缩弹性模量和受力面积上。

3）在检测圆棒榫力学性能的时候，圆棒榫的两端用铁质工具固定，可以认为圆棒榫在受压时只发生轴向（即顺纹方向）变形，且铁质工具不可压缩；而平压试件在受压时，上下面板与圆棒榫共同分担施加的载荷，上下面板是可压缩的，且 LVL$_2$ 和桦木锯材材质较软。

4）对于倾斜型木质基点阵夹芯结构，其平压性能由圆棒榫和面板材料的力学性能共同决定，其中圆棒榫的力学性能占主导地位。

从材料力学出发，鉴于材料的力学性能，通过计算得到 X 型木质基点阵夹芯结构等效平压弹性模量的理论预测值，再将这些理论预测值与试验实测值进行对比，分析两者的区别，并探索试件的破坏机制。故根据式（3-24）可计算出结构的理论预测压缩弹性模量。

CA1 型、CA2 型与 CA3 型 X 型木质基点阵夹芯结构的实测和预测压缩弹性模量的比较如表 5-27 所示，CA3 型 X 型木质基点阵夹芯结构的等效平压弹性模量要大于 CA1 型和 CA2 型 X 型木质基点阵夹芯结构的等效平压弹性模量；本组

3 类 X 型木质基点阵夹芯结构的等效平压弹性模量理论预测值均大于实测值。CA1 型 X 型木质基点阵夹芯结构的平压弹性模量比预测值小 55.77%，CA2 型 X 型木质基点阵夹芯结构的平压弹性模量比预测值小 46.83%，CA3 型 X 型木质基点阵夹芯结构的平压弹性模量比预测值小 41.64%。

表 5-27 X 型木质基点阵夹芯结构的实测和预测平压弹性模量的对比分析（钻孔深度）

型号	钻孔深度 （mm）	芯层厚度 （mm）	实测平压弹性模量 （MPa）	预测平压弹性模量 （MPa）	相对误差 （%）
CA1	9	29.70	14.30	32.33	55.77
CA2	12	25.46	17.51	32.93	46.83
CA3	15	21.22	19.80	33.93	41.64

CB1 型、CB2 型与 CB3 型 X 型木质基点阵夹芯结构的实测和预测压缩弹性模量的比较如表 5-28 所示，CB1 型 X 型木质基点阵夹芯结构的等效平压弹性模量要优于 CB2 型和 CB3 型 X 型木质基点阵夹芯结构的等效平压弹性模量；CB2 和 CB3 X 型木质基点阵夹芯结构实测的等效平压弹性模量均小于理论预测值。CB1 型 X 型木质基点阵夹芯结构的平压弹性模量比预测值大 10.36%，CB2 型 X 型木质基点阵夹芯结构的平压弹性模量比预测值小 51.38%，CB3 型 X 型木质基点阵夹芯结构的平压弹性模量比预测值小 72.4%。

表 5-28 X 型木质基点阵夹芯结构的实测和预测压缩弹性模量的对比分析（圆棒榫间距）

型号	圆棒榫间距 （mm）	芯层厚度 （mm）	实测平压弹性模量 （MPa）	预测平压弹性模量 （MPa）	相对误差 （%）
CB1	12	25.46	36.34	32.93	10.36
CB2	30	25.46	16.01	32.93	51.38
CB3	48	25.46	9.09	32.93	72.40

CC1 型与 CC2 型 X 型木质基点阵夹芯结构的实测和预测压缩弹性模量的比较如表 5-29 所示，CC1 型 X 型木质基点阵夹芯结构的等效平压弹性模量要优于 CC2 型 X 型木质基点阵夹芯结构的等效平压弹性模量；本组两类 X 型木质基点阵夹芯结构等效平压弹性模量的理论预测值均大于其实测值。CC1 型 X 型木质基点阵夹芯结构的平压弹性模量比预测值小 46.19%，CC2 型 X 型木质基点阵夹芯结构的平压弹性模量比预测值小 51.59%。

表 5-29 X 型木质基点阵夹芯结构的实测和预测压缩弹性模量的对比分析（圆棒榫尺寸）

型号	圆棒榫长度 （mm）	芯层厚度 （mm）	实测平压弹性模量 （MPa）	预测平压弹性模量 （MPa）	相对误差 （%）
CC1	50	18.39	18.84	35.01	46.19
CC2	60	25.46	15.94	32.93	51.59

产生上述结果的原因可以认为包括如下几个方面。

1）在进行平压试验时，肯定会受手工制作的影响，在实际压缩试验中，一圆棒榫率先受力，由以上对比可看出，一般情况下实测值小于理论预测值。试验过程中，横向受压的面板的压缩性能相较于顺纹受压的圆棒榫要略差些，这是造成 X 型木质基点阵夹芯结构的等效平压弹性模量的理论预测值大于试验实测值的主要原因。

2）结构的稳定性问题未考虑在内，承压过程中，杆件发生屈曲，偏离原直线位置。

3）在压缩过程中，由圆棒榫所组成的系统发生扭转，偏离原位置，导致结构的力学性能差别较大。

4）对于 X 型木质基点阵夹芯结构的平压性能，主要由面板材料和芯体材料的力学性能共同决定，其中芯子的力学性能占主导地位。

由以上 3 组对比试验，将等效平压强度和等效平压弹性模量的试验实测值与理论预测值进行对比。可得出如下主要结论。

1）在进行平压试验时，肯定会受手工制作的影响，在实际压缩试验中，一圆棒榫率先受力，由以上对比可看出，一般情况下实测值小于理论预测值。试验过程中，圆棒榫作为受力主体，受到轴向压缩力和垂直于芯子的剪力，且整个结构的主要失效模式是芯子的剪切破坏。

2）这种结构平压性能的实测值与理论预测值差异较大，差异的原因主要在于工艺制作的误差，以及稳定性、扭转等力学理论的缺失，工艺制作使得圆棒榫未能均匀受力，由于 X 型木质基点阵夹芯结构是较复杂的复合结构，理论推导出的等效弹性模量等存在较大差异。

3）X 型木质基点阵夹芯结构的压缩变形过程主要经历 3 个阶段：弹性阶段、强化阶段和载荷峰值过后的阶段。失效形式主要为芯子的剪切破坏。

4）钻孔深度越深、圆棒榫间距越短、圆棒榫尺寸越短的夹芯结构的等效弹性模量越大。

5.4.2　剪切性能对比分析

由于两种构型的木质基点阵夹芯结构在拉伸剪切试验中的失效模式主要表现为胶黏剂的胶接失效，故根据式（3-45）可以计算得到倾斜型木质基点阵夹芯结构的理论预测剪切模量，如表 5-30 所示。

由表 5-30 可知，倾斜型木质基点阵夹芯结构的剪切模量小于理论预测值。其原因主要是这种制备工艺决定的面板与圆棒榫之间的连接（胶接力）弱。

表 5-30 木质基点阵夹芯结构的实测和预测剪切模量的比较

构型设计	相对密度（%）	实测值		预测值	
		强度（MPa）	弹性模量（MPa）	强度（MPa）	弹性模量（MPa）
直柱型	2.14	0.12	1.34	—	—
		（9.57%）	（8.13%）	—	—
倾斜型	3.66	0.22	4.40	—	15.21
		（7.52%）	（10.69%）	—	—

注：括号中的数值为变异系数。

挠度响应对 X 型木质基点阵夹芯结构芯子的剪切性能分析的重点如下。通过夹芯结构在三点弯曲作用下挠度响应的理论预测值和试验实测值的对比，可以较为全面地了解该结构的性能。一般将试件横截面形心在受到三点弯曲载荷而沿与轴向垂直方向发生的线位移称为挠度。

由表 5-31 可知，对于 X 型木质基点阵夹芯结构，BS1 型和 BS2 型的试件在三点弯曲下的挠度响应实测值均大于理论预测值；BS2 型试件在三点弯曲下的挠度响应实测值和理论预测值均小于 BS1 型。

表 5-31 X 型木质基点阵夹芯结构的实测和预测挠度响应的比较 I

序号	芯子高度	相对密度（%）	实测值（×10^{-7}m/N）	预测值（×10^{-7}m/N）
BS1	55.46	3.95	6.61	3.23
BS2	55.46	3.95	5.18	2.71

由表 5-32 可知，对于 X 型木质基点阵夹芯结构，BS3 型和 BS4 型的试件在三点弯曲下的挠度响应实测值均大于理论预测值；BS4 型试件在三点弯曲下的挠度响应实测值和理论预测值均小于 BS3 型。

表 5-32 X 型木质基点阵夹芯结构的实测和预测挠度响应的比较 II

序号	芯子高度	相对密度（%）	实测值（×10^{-7}m/N）	预测值（×10^{-7}m/N）
BS3	55.46	1.97	7.08	3.44
BS4	55.46	3.95	6.76	3.28

由表 5-33 可知，对于 X 型木质基点阵夹芯结构，BS5 型和 BS6 型的试件在三点弯曲下的挠度响应实测值均大于理论预测值；BS6 型试件在三点弯曲下的挠度响应实测值和理论预测值均小于 BS5 型。

表 5-33 X 型木质基点阵夹芯结构的实测和预测挠度响应的比较III

序号	芯子高度	相对密度（%）	实测值（×10^{-7}m/N）	预测值（×10^{-7}m/N）
BS5	48.39	1.97	7.45	4.52
BS6	55.46	1.97	7.27	3.46

由表 5-34 可知，对于 X 型木质基点阵夹芯结构，BS7 型和 BS8 型的试件在三点弯曲下的挠度响应实测值均大于理论预测值；BS8 型试件在三点弯曲下的挠度响应实测值小于 BS7 型，但理论预测值大于 BS7 型。

表 5-34　X 型木质基点阵夹芯结构的实测和预测挠度响应的比较Ⅳ

序号	芯子高度	相对密度（%）	实测值（×10⁻⁷m/N）	预测值（×10⁻⁷m/N）
BS7	60	1.97	7.84	3.33
BS8	55.46	1.97	7.47	3.55

计算可发现由横向剪力引起的挠度远大于由弯曲作用引起的挠度。由此可知，在计算 X 型木质基点阵夹芯结构时，与一般板材的弯曲理论相比，不能忽略芯子的弯曲刚度和由面板移轴所产生的弯曲刚度。

其原因可以认为包括如下几个方面。

1）本书所选用的理论公式参考 Allen 在 1969 年推导出的夹芯梁在三点弯曲载荷下中点挠度响应的计算公式[104]。实测值和理论预测值较接近，表明 Allen 夹芯梁理论适用于预测斜柱型点阵夹芯梁挠度响应。

2）试验机的触头和试件面板充分接触，肯定存在摩擦，摩擦易引起能量的损失。

3）这个理论的适用条件是面板厚度相对于整个夹芯结构试件的厚度较小，而本书所设计的 X 型木质基点阵夹芯结构的厚度占整个试件的厚度的 1/4 及以上。

4）在短梁剪切试验中，点阵夹芯结构的剪切应力和剪切模量随着圆棒榫长度的减小、钻孔深度和相对密度的增加而增加，面板的起皱、压溃是结构的主要失效模式，未发现芯子脱胶拔出的情况，破坏位置出现在局部加载位置，也是试件所受抗弯强度最大之处。

通过以上几组对比试验，可得出如下主要结论。

1）由于手动工艺制作的限制，即面板和圆棒榫是通过胶黏剂手动连接的，无法保证上下面板的完全平行，故在理论计算中容易存在误差。

2）本组夹芯结构短梁剪切试验的主要破坏机制是上面板被压溃。

3）这种结构短梁剪切性能的实测值与理论预测值相差较大，引起该结果的原因可能是工艺制作中芯子未能均匀受力或是理论预测公式存在不足，还需要修正。

5.4.3　弯曲性能对比分析

对木质基点阵夹芯结构弯曲性能进行分析，其挠度响应是分析的重点。通过对这种夹芯结构在弯曲载荷作用下挠度响应的分析，可以比较全面地了解其弯曲性能，对今后的实际应用具有指导作用。

　　挠度指的是弯曲变形时横截面形心沿与轴线垂直方向的线位移。在弯曲试件的跨中位置使用挠度计检测一定载荷区间范围内的挠度响应（300～700N），一般可以认为是在线弹性范围内的。

　　检测对象：倾斜型木质基点阵夹芯结构（面板材料：LVL_2、桦木锯材）；增强倾斜型木质基点阵夹芯结构（面板材料：$ReLVL_2$）。

　　根据式（3-55），可以计算出各弯曲试件的挠度响应值，其结果如表 5-35 所示。

表 5-35　倾斜型木质基点阵夹芯结构的实测和预测挠度响应的比较

面板材料	相对密度（%）	实测值（$\times 10^6$m/N）	预测值（$\times 10^6$m/N）
桦木锯材	3.66	4.75	16.34
		(6.59%)	
LVL_2	3.66	5.35	16.43
		(8.52%)	
$ReLVL_2$	3.66	3.35	15.61
		(5.17%)	

注：括号中的数值为变异系数。

　　对于直柱型木质基点阵夹芯结构，面板为 LVL_2 和桦木锯材弯曲试件挠度响应的实测值远小于理论预测值；D_1 表示面板相对于自身的抗弯刚度，D_2 表示面板相对于弯曲试件形心的抗弯刚度，D_1/D_2=16.33，也就是说面板相对于自身的抗弯刚度大于面板相对于弯曲试件形心的抗弯刚度，但其比值没有超过 100；δ_1 表示由弯矩作用引起的挠度，δ_2 表示由横向剪力引起的挠度，面板为 LVL_2 和桦木锯材的弯曲试件的 δ_1/δ_2 分别为 2.92×10^{-2} 和 3.22×10^{-2}，也就是说由弯矩作用引起的挠度远小于由横向剪力引起的挠度，二者的比值小于 5%。由此可知，在计算直柱型木质基点阵夹芯结构的挠度响应时，与一般板材的弯曲理论分析相比，不能忽略面板相对于弯曲试件形心的抗弯刚度；由横向剪力作用引起的挠度值占总挠度值 δ 的比重很大，这是由这种结构的相互连通的大空间导致的。

　　由表 5-35 可知，对于倾斜型木质基点阵夹芯结构，面板为 LVL_2、桦木锯材和 $ReLVL_2$ 的弯曲试件挠度响应的实测值小于理论预测值；D_1/D_2=16.33，也就是说面板相对于自身的抗弯刚度大于面板相对于弯曲试件形心的抗弯刚度，但其比值没有超过 100；对于剪切模量 G=15.21MPa（理论预测值）的试件挠度响应计算，面板为 LVL_2、桦木锯材和 $ReLVL_2$ 的弯曲试件的 δ_1/δ_2 分别为 33.38×10^{-2}、40.98×10^{-2} 和 21.77×10^{-2}，也就是说由弯矩作用引起的挠度值 δ_1 小于由横向剪力引起的挠度值 δ_2；对于剪切模量 G=4.40MPa（试验实测值）的挠度响应计算，面板为 LVL_2、桦木锯材和 $ReLVL_2$ 的弯曲试件的 δ_1/δ_2 分别为 9.66×10^{-2}、11.85×10^{-2} 和 6.30×10^{-2}。由此可知，在计算倾斜型木质基点阵夹芯结构的挠度响应时，与一般板材的弯曲理论分析相比，不能忽略面板相对于弯曲试件形心的抗弯刚度；由横向剪力作用引起的挠度值占总挠度值的比重较大；与此同时，剪切模量的大小对 δ_1/δ_2 的影响非常明显，剪切模量越小，δ_1 占 δ 的比重就越小。

其原因可以认为包括如下几个方面。

1）这个公式是 Allen 在 1969 年推导出的夹芯梁在三点弯曲载荷下中点挠度的计算公式[104]，而本试验采用的是四点弯曲试验。与三点弯曲试验相比，四点弯曲试验的载荷分布更加均匀，中点的挠度值小于同等条件下三点弯曲试验中点的挠度值。

2）这个理论适用的夹芯梁的面板厚度相对于整个弯曲试件的厚度较小，而本书所设计的木质基点阵夹芯结构的面板厚度占整个弯曲试件厚度的 1/4 及以上，面板的抗弯刚度应大于理论计算值。

3）这个理论适用的是尺寸相对较小的结构，而本书所采用的试件尺寸较大，所以今后应对该理论进行修改并考虑木质复合材料的力学性能。

FB1、FB2、FB3、FB4、FB5 构型 X 型木质基点阵夹芯结构的挠度试验值和挠度理论值分别如表 5-36～表 5-40 所示。四点弯曲载荷下，不同构型 X 型木质基点阵夹芯结构跨中挠度的理论值与试验值对比分别如图 5-43～图 5-47 所示。

表 5-36　跨中挠度对比 I

试件编号	挠度试验值（mm）	挠度理论值（mm）	相对误差（%）
FB1-1	15.57	22.97	32.2
FB1-2	15.87	22.40	29.2
FB1-3	13.50	19.66	31.3
FB1-4	14.62	21.42	31.7
FB1-5	15.44	22.00	29.8
平均值	15.00	21.69	30.84

表 5-37　跨中挠度对比 II

试件编号	挠度试验值（mm）	挠度理论值（mm）	相对误差（%）
FB2-1	15.17	21.90	30.7
FB2-2	17.72	26.08	32.1
FB2-3	15.63	24.65	36.6
FB2-4	16.78	24.72	32.1
平均值	16.33	24.34	32.9

由表 5-36 及图 5-43 可知，FB1 X 型木质基点阵夹芯结构的挠度试验值比挠度理论值低 30.84%，说明理论公式较好地预测了 X 型木质基点阵夹芯结构弹性阶段的挠度最大值。由图 5-43 可知，本节将试验实测值与理论预测值以图的形式展现出来，从而可以将理论预测的优越性表现出来。由于试验时试件缺陷、弯曲刚度、剪切刚度计算误差和其他不确定性因素，试验得出的跨中挠度值小于理论计

算值，理论值偏于保守，这在结构设计中是可行的。

表 5-38　跨中挠度对比Ⅲ

试件编号	挠度试验值（mm）	挠度理论值（mm）	相对误差（%）
FB3-1	16.19	25.13	35.6
FB3-2	20.30	30.88	34.3
FB3-3	15.63	23.76	34.2
FB3-4	14.22	21.81	34.8
平均值	16.59	25.40	34.7

表 5-39　跨中挠度对比Ⅳ

试件编号	挠度试验值（mm）	挠度理论值（mm）	相对误差（%）
FB4-1	20.07	29.58	32.2
FB4-2	19.51	28.76	32.2
FB4-3	18.47	29.02	36.4
平均值	19.35	29.12	33.6

表 5-40　跨中挠度对比Ⅴ

试件编号	挠度试验值（mm）	挠度理论值（mm）	相对误差（%）
FB5-1	16.41	25.50	35.6
FB5-2	17.77	27.67	35.8
FB5-3	17.69	27.88	36.5
FB5-4	18.87	26.64	29.2
FB5-5	15.41	23.58	34.6
平均值	17.23	26.25	34.3

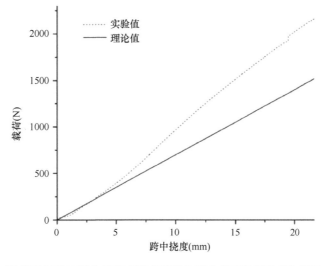

图 5-43　四点弯曲下 X 型木质基点阵夹芯结构跨中挠度的理论值与试验值对比Ⅰ

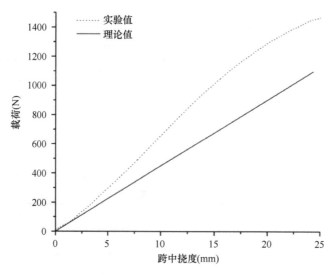

图 5-44　四点弯曲下 X 型木质基点阵夹芯结构跨中挠度的理论值与试验值对比 II

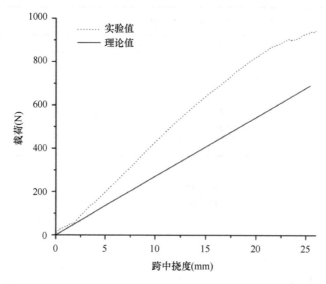

图 5-45　四点弯曲下 X 型木质基点阵夹芯结构跨中挠度的理论值与试验值对比 III

　　由表 5-37 及图 5-44 可知，FB2 X 型木质基点阵夹芯结构的挠度试验值比挠度理论值低 32.9%，说明理论公式较好地预测了 X 型木质基点阵夹芯结构弹性阶段的挠度最大值。由于试验时试件缺陷、弯曲刚度、剪切刚度计算误差和其他不确定性因素，试验得出的跨中挠度值小于理论计算值，理论值偏于保守，这在结构设计中是可行的。

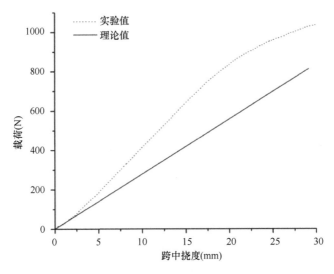

图 5-46 四点弯曲下 X 型木质基点阵夹芯结构跨中挠度的理论值与试验值对比Ⅳ

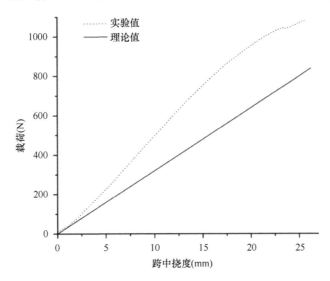

图 5-47 四点弯曲下 X 型木质基点阵夹芯结构跨中挠度的理论值与试验值对比 V

由表 5-38 及图 5-45 可知，FB3 X 型木质基点阵夹芯结构的挠度试验值比挠度理论值低 34.7%，说明理论公式较好地预测了 X 型木质基点阵夹芯结构弹性阶段的挠度最大值。由于试验时试件缺陷、弯曲刚度、剪切刚度计算误差和其他不确定性因素，试验得出的跨中挠度值小于理论计算值，理论值偏于保守，这在结构设计中是可行的。

由表 5-39 及图 5-46 可知，FB4 X 型木质基点阵夹芯结构的挠度试验值比挠度理论值低 33.6%，说明理论公式较好地预测了 X 型木质基点阵夹芯结构弹性阶段的挠度最大值。由于试验时试件缺陷、弯曲刚度、剪切刚度计算误差和其他不确定性因素，试验得出的跨中挠度值小于理论计算值，理论值偏于保守，这在结构设计中是可行的。

由表 5-40 及图 5-47 可知，FB5 X 型木质基点阵夹芯结构的挠度试验值比挠度理论值低 34.3%，说明理论公式较好地预测了 X 型木质基点阵夹芯结构弹性阶段的挠度最大值。由于试验时试件缺陷、弯曲刚度、剪切刚度计算误差和其他不确定性因素，试验得出的跨中挠度值小于理论计算值，理论值偏于保守，这在结构设计中是可行的。

通过以上试验，可以得出如下结论。

1）由于这个夹芯结构的剪切性能相对较强，面板的抗压能力相对较弱，因此该结构中点挠度加载处承受弯曲载荷时，会出现弯曲试件断裂的现象。

2）换算截面法很好地预测了结构的中点挠度值。

3）这种结构四点弯曲性能的实测值与理论预测值较吻合，其原因可能是工艺制作中芯子未能均匀受力、弯曲刚度理论预测公式存在不足，还需要修正。

5.4.4 侧压性能对比分析

OSB 面板的压缩性能如表 5-41 所示，由于两种构型的木质基点阵夹芯结构在侧压试验中的失效模式主要表现为面板失效，故根据式（3-63）可以计算得到两种构型的木质基点阵夹芯结构的理论预测最大载荷，如表 5-41 所示。

表 5-41　木质基点阵夹芯结构的实测和预测侧压最大载荷的比较

构型设计	相对密度（%）	实测值	预测值
		最大载荷（kN）	最大载荷（kN）
直柱型	2.14	2.92	3.6
		（10.87%）	
倾斜型	3.66	2.59	
		（14.25%）	

注：括号中的数值为变异系数。

由表 5-41 可知，两种构型的木质基点阵夹芯结构最大载荷的实测值均小于理论预测值。直柱型点阵夹芯结构侧压试验的最大载荷大于倾斜型点阵夹芯结构侧压试验的最大载荷。其原因可以认为包括如下几个方面。

1）在进行侧压试验时，OSB 面板是承受载荷的主体，圆棒榫是在两面板之间传递载荷的媒介。

2）OSB 面板本身的力学性能较圆棒榫差。考虑到 OSB 的制备工艺，它是将已施胶的刨花按照纤维方向纵行排列，通过相应设备压制而成的。一般表层是大刨花, 中间层是细刨花。此外, 由于钻孔的影响, 其力学性能有所下降, 因此当 OSB 面板承受载荷时, 它容易出现分层、面板中间出现剪切破坏(靠近圆棒榫部位)和端部压溃现象, 而圆棒榫基本不受影响。这是应力集中的表现。

3)由于 OSB 本身的变异性大, 试验结果会有些许偏差。理论上, 倾斜型点阵夹芯结构侧压试验的最大载荷应大于或等于直柱型点阵夹芯结构侧压试验的最大载荷。

5.5 小　结

本章对直柱型和倾斜型点阵夹芯结构的平压、剪切、弯曲与侧压性能, 以及 X 型点阵夹芯结构的平压、剪切、弯曲性能进行了分析, 并与理论预测值进行了对比。

通过对点阵夹芯结构的胞元进行受力分析, 推导出木质基点阵夹芯结构的等效平压强度、等效平压弹性模量、剪切模量、挠度响应及侧压最大载荷。点阵夹芯结构的等效平压强度、等效平压弹性模量、剪切模量与材料的性能、空间构型及芯子的相对密度有关; 点阵夹芯结构的挠度响应及侧压最大载荷与材料的性能和空间构型密切相关。

通过平压、剪切、弯曲和侧压试验, 研究了木质基点阵夹芯结构的基本力学性能, 以及典型载荷作用下的失效模式, 可以得出如下结论。

1)在进行平压试验时, 圆棒榫是受力主体; 上下面板和圆棒榫构成一个串联系统, 共同承受载荷, 直柱型点阵夹芯结构的主要失效模式是圆棒榫的剪切破坏, X 型点阵夹芯结构的主要失效模式是上下面板压溃, 存在芯子扭转的现象。而对于用剪切性能较差的材料作为面板的倾斜型木质基点阵夹芯结构而言, 其失效模式是面板的剪切破坏或者面板和圆棒榫同时剪切破坏, 而 X 型点阵夹芯结构在短梁剪切和四点弯曲试验中的主要失效模式分别为面板压溃与面板折断, 钻孔深度越深、圆棒榫间距越短、圆棒榫尺寸越短的夹芯结构的抗压等效弹性模量越大。

2)由于插入-胶合法这种制备工艺的限制, 即面板和圆棒榫是通过胶黏剂连接的, 且胶合面积小, 所能提供的胶接力有限, 因此剪切试验的主要失效模式是胶黏剂的胶接失效, 相比于直柱型点阵夹芯结构, X 型点阵夹芯结构具有明显的抗剪和抗弯优势, 在短梁剪切试验中, X 型点阵夹芯结构的剪切应力和剪切模量随着圆棒榫长度的减小、钻孔深度和相对密度的增加而增加, 上面板的起皱、压溃是结构的主要失效模式。

3)这个夹芯结构相对较弱的剪切性能, 导致其在承受弯曲载荷时, 会出现弯曲试件边缘圆棒榫被拔出的现象。这种夹芯结构的弯曲性能主要由面板材料的力学性能与结构构型决定, X 型点阵结构的弯曲性能随着圆棒榫尺寸减小、孔深增加而稍有加强。

4）由于 OSB 面板的压缩性能较差，因此侧压试验的主要失效模式是面板的压溃或者分层。

5）这种结构各项力学性能的实测值与理论预测值的吻合程度一般，某些性能的力学分析还有待深入研究。由于工艺制作的误差，以及稳定性、扭转等理论的缺失，X 型点阵结构平压性能的实测值与预测值差异较大；Allen 理论不能较好地预测 X 型点阵结构的剪切性能；根据四点弯曲理论所得的理论值很好地预测了 X 型点阵结构的弯曲性能。

6 菠萝叶纤维点阵圆筒结构的制备及材料性能分析

木质基点阵夹芯结构的制备工艺主要包括插入-胶合法[37, 38]、嵌锁工艺[36, 39]，但这两种制备工艺制备的点阵夹芯结构均存在面芯界面薄弱的问题，为改善这一缺点，本书中菠萝叶纤维点阵圆筒结构的制备工艺选用一体成型的缠绕工艺。本章首先探索了菠萝叶纤维点阵圆筒结构的制备工艺，之后制备了菠萝叶纤维增强复合材料，测试分析了复合材料的力学性能，可为后续的理论及有限元分析提供参数指导。

6.1 菠萝叶纤维点阵圆筒结构的制备工艺

菠萝叶纤维点阵圆筒结构的制备采用纤维缠绕工艺，模具材料选用硅橡胶模，辅助模具选择木模。本节首先对点阵圆筒结构进行设计，包括点阵胞元的设计及尺寸参数的设计；其次设计制备了木模、硅橡胶模；最后探索了点阵圆筒结构的制备工艺。

6.1.1 点阵圆筒结构的设计

点阵结构主要分为拉伸主导型结构和弯曲主导型结构，拉伸主导型点阵胞元具有更高的质量效率，受到人们的青睐。常见的拉伸主导型点阵胞元包括三角形、Kagome 形和米字形，故本节的点阵胞元主要采用基础的正三角形胞元。点阵圆筒结构的尺寸设计示意图如图 6-1 所示，结构的整体高度为 L，外径为 D，相邻肋条间距（环向与螺旋向肋条间距相同）为 a，缠绕角为 φ，肋条宽度和厚度（环向与螺旋向肋条相同）分别为 b 和 t。参考张昌天制备的复合材料圆筒[78]，Buragohain 和 Velmurugan 制备的复合材料加筋网格圆筒结构[77]，菠萝叶纤维的性能，以及现有实验室的试验设备，确定的点阵圆筒的尺寸如表 6-1 所示。

6.1.2 木模的制备

点阵圆筒结构中肋条的制备很关键，肋条的形状和压实与否直接影响最终的承载力，为较好地控制肋条形状，完成肋条的制备，本节采用硅橡胶模来制备点阵圆筒结构，而硅橡胶模的制备需要辅以木模。

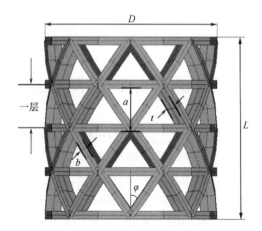

图 6-1　点阵圆筒结构的尺寸设计示意图

表 6-1　点阵圆筒结构的尺寸设计

D（mm）	φ（°）	a（mm）	L（mm）	b（mm）	t（mm）
100	30	27.2	113.8	5	10

　　木模的设计参数参考点阵圆筒结构的设计尺寸（表 6-1），圆筒的外径为 100mm，肋条厚度为 10mm，内径为 80mm，木模的长度等于圆筒的内径周长。将环向周长等分为 8 份，缠绕角为 30°，故肋条间距为 27.2mm。圆筒的初设层数为 4 层，考虑到点阵圆筒结构的最上层与最下层存在质量分布不均、变异性大等缺点，需要将上下两层切割掉，同时，适当地增加圆筒层数可以引入一个新的参数变量，为后续试验做准备，故木模的最终参数设定为 251.2mm×212.6mm（长×宽）。木模上的肋条宽度为 5mm，厚度为 10mm。木模的尺寸设计图如图 6-2 所示。详细的制备工艺参考张昌天的木模制备[78]，制成的木模如图 6-3 所示。

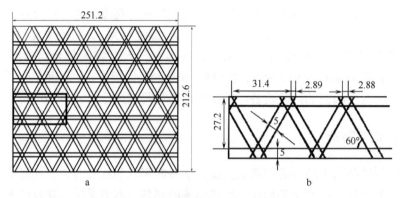

图 6-2　木模的尺寸设计图的整体图（a）与局部详图（b）

图中数据单位为 mm

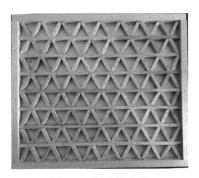

图 6-3 制成的木模

6.1.3 硅橡胶模的制备

对于点阵圆筒来说，肋条的制备很关键，需要用模具来辅助成型。常用的模具材料包括金属、硬质聚氨酯泡沫塑料、石膏和硅橡胶等。金属模具容易制备，为了方便脱模，一般分为多个模具块[114, 115]；硬质聚氨酯泡沫塑料有较好的力学性能，同时适合简单脱模；石膏易于附在金属上，同时凹槽的加工可以采用机械化的形式，比较简单；硅橡胶在加热固化的时候，能够通过膨胀给肋条提供侧向压力，容易脱模，同时可以重复利用。本节中，采用硅橡胶模来制备点阵圆筒结构，硅橡胶凹槽的制备需要辅助刚性模具，本节采用木模。

制备所用试验材料包括：液态硅橡胶（购买于深圳市固加实业发展有限公司，型号为 3118A）、硅油（购买于天津市光复精细化工研究所）、木模（采用 6.1.2 中制备好的模具）。

硅橡胶模的制备过程主要为：液态硅橡胶的称量→真空排气泡→木模涂抹硅油（便于脱模）→将液态硅橡胶倒入木模→加热固化→脱模成型，其细节可参考张昌天的工艺[78]。本节排气泡采用真空干燥箱，常温下，压力设置为 0.1MPa，时间为 2h。液态硅橡胶的硫化工艺流程为：在 30℃的条件下加热 2h，之后升温到80℃，时间持续 1.5h，制成的硅橡胶模如图 6-4 所示。

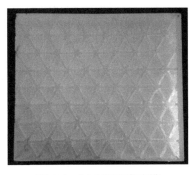

图 6-4 制成的硅橡胶模

6.1.4 点阵圆筒结构的制备工艺

点阵圆筒结构的制备所用的试验材料主要包括如下几种。

菠萝［*Ananas comosus*（Linn.）Merr.］叶纤维：购买于中国热带农业科学院农业机械研究所，购买的菠萝叶纤维原料如图 6-5a 所示，为提高浸渍树脂的速度，降低纤维的变异性，包括粗细不均匀、局部缺陷、纤维长度的不连续性，本节手工进行纤维丝束的分散与接长，并将预处理后的纤维束绕到木棍上备用，如图 6-5b 所示。

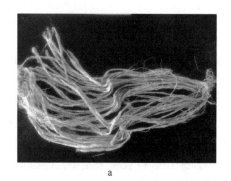 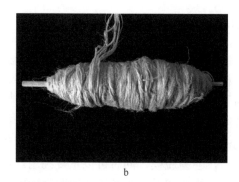

图 6-5 菠萝叶纤维原料（a）与纤维束（b）

酚醛树脂购买于北京太尔化工有限公司；丙酮购买于天津市光复精细化工研究所；硅油购买于天津市光复精细化工研究所；圆柱体金属芯模加工于哈尔滨工业大学机械加工车间；硅橡胶模采用 6.1.3 中制备好的模具。

点阵圆筒结构的制备采用缠绕工艺。首先，用丙酮清洗硅橡胶模具，将脱模剂——硅油涂抹在硅橡胶模上；其次，将硅橡胶模固定在一个圆筒形的金属芯模上；再次，将纤维浸渍树脂基体，之后进行纤维缠绕，纤维缠绕先进行环向缠绕，再进行螺旋向缠绕，直到缠绕填满硅橡胶模凹槽；最后，将其用铁皮包裹压实，放入真空干燥箱中进行固化。菠萝叶纤维点阵圆筒的固化工艺主要以酚醛树脂的固化工艺为基础，杨亚洲通过对酚醛树脂基体进行差示扫描量热分析发现[116]，在 150℃、160℃及 170℃时，树脂的黏度较低，当温度恒定时间超过 300s 时，树脂的黏度大幅度上升，其中在 150℃时，黏度最小。最终设定固化温度为 150℃，固化时间为 3.5h。脱模后点阵圆筒的两端需要切除，同时将上下底面打磨平整，保证结构在轴向压缩试验中可以承受均布载荷，制成的菠萝叶纤维点阵圆筒如图 6-6 所示。

由于试验误差的存在，制备的菠萝叶纤维点阵圆筒结构的实际尺寸与设计尺寸存在一定程度的差异，实际尺寸如表 6-2 所示。对于后续的实际结构分析来说，为减少试验误差，可以使用实际尺寸来代替。

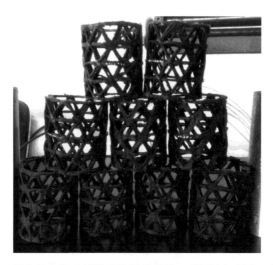

图 6-6 制成的菠萝叶纤维点阵圆筒结构（彩图请扫封底二维码）

表 6-2 菠萝叶纤维点阵圆筒结构的实际尺寸

数量	D（mm）	L（mm）	b（mm）	t（mm）
50	100±1	113.8±1	4.7（6.58%）	8.7（5.62%）

注：括号中的数值为变异系数。

6.2 菠萝叶纤维增强复合材料的性能分析

对于菠萝叶纤维点阵圆筒结构来说，为了更好地分析了解结构整体的性能，需要了解菠萝叶纤维复合材料的性能。本节首先制备了菠萝叶纤维复合材料板，锯切成拉伸试件，对其拉伸性能进行了分析测试，之后制备了纤维直杆压缩试件，并对其压缩性能进行了分析测试。

6.2.1 菠萝叶纤维增强复合材料的制备

菠萝叶复合材料纤维板的制备流程为：菠萝叶纤维→浸渍酚醛树脂→铺装→加压包裹→烘箱固化。固化体系与菠萝叶纤维点阵圆筒结构的固化体系相同，固化温度为150℃，固化时间为3.5h。

为了测试菠萝叶纤维复合材料的拉伸性能，根据菠萝叶纤维铺设角度的不同，参考国家标准《定向纤维增强聚合物基复合材料拉伸性能试验方法》（GB/T 3354—2014）[117]，制备了3种不同铺层的复合材料纤维板，分别为0°、90°和±45°。制成的纤维板中菠萝叶纤维的体积分数为17.5%。

6.2.2 菠萝叶纤维增强复合材料的拉伸性能

6.2.2.1 试验材料

菠萝叶纤维复合材料拉伸试件：根据国家标准 GB/T 3354—2014 拉伸试件的尺寸设计如表 6-3 所示。将制备的 0°、90°和±45°菠萝叶复合材料纤维板锯切成相应尺寸的试件，两端用环氧树脂黏结加强片，加强片的宽度与试件宽度相同，制成的试件如图 6-7a 所示。

表 6-3 拉伸试件的尺寸设计

试件	试样长度（mm）	试样宽度（mm）	试样厚度（mm）	加强片长度（mm）
0°	230	25±0.5	2.5±0.5	50
90°	170	25±0.5	3.0±0.5	50
±45°	230	25±0.5	3.0±0.5	50

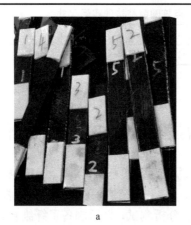 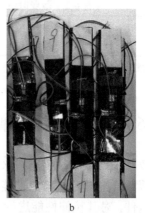

a   b

图 6-7 拉伸试件未贴应变片（a）与贴应变片（b）（彩图请扫封底二维码）

环氧树脂购买于黑龙江石化院，用于黏结，黏度较大；电阻应变片购买于浙江黄岩测试仪器厂，型号为 BX120-3AA，电阻为(120.2±0.1)Ω，灵敏系数为(2.08±1)%；502 胶购买自广东恒大新材料科技有限公司。

6.2.2.2 试验方法

菠萝叶纤维复合材料拉伸试件贴应变片的流程为：拉伸试件→与贴应变片方向呈 45°交叉打磨试件表面→脱脂棉蘸乙醇将打磨表面清洁干净→502 胶贴应变片→电烙铁焊接导线→固定导线→万用表检查应变片是否断路，详细过程可以参考邹时华和吴浪武的贴片步骤[118]。为降低拉伸试件的测试误差，试件的两面均需要贴应变片,每一面的中间部位分别贴横向和纵向的应变片,制成的试件如图 6-7b 所示。

　　0°、90°和±45°菠萝叶复合材料拉伸试件每组 8 个,采用 1/4 桥路连接方式,将试件放在万能力学试验机上进行拉伸测试,加载速率为 1mm/min,如图 6-8 所示。

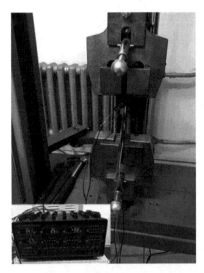

图 6-8　菠萝叶纤维板的拉伸测试(彩图请扫封底二维码)

6.2.2.3　结果与讨论

　　菠萝叶复合材料纤维板的拉伸性能如表 6-4 所示,从表 6-4 中可以看出,E_1 为 1012MPa,E_2 为 383MPa,v_{12} 为 0.143,v_{21} 为 0.357,v_{12}/E_2=3.73×10^{-4}(MPa)$^{-1}$,v_{21}/E_1=3.53×10^{-4}(MPa)$^{-1}$,v_{12}/E_2 与 v_{21}/E_1 近似相等,进一步证实了试验的准确性。

表 6-4　菠萝叶复合材料纤维板的拉伸性能

E_1(MPa)	E_2(MPa)	G_{12}(MPa)	v_{12}	v_{21}	σ_t(MPa)	τ(MPa)
1012	383	586.5	0.143	0.357	30.5	3.5

注:E_1 为 1 方向(0°方向)的弹性模量;E_2 为 2 方向(90°方向)的弹性模量;G_{12} 为 1—2 平面内的剪切模量;v_{12} 为次泊松比;v_{21} 为主泊松比;σ_t 为 1 方向的拉伸强度;τ 为 1—2 平面内的剪切强度。

　　菠萝叶纤维增强复合材料的拉伸强度为 30.5MPa,杨亚洲[116]曾探讨过黄麻纤维、棉纤维增强酚醛树脂基复合材料的拉伸强度,并对其进行改性处理,但拉伸强度均低于 30.5MPa,最大拉伸强度来自碱洗 2h 的黄麻纤维增强复合材料,约为 25MPa。在相同的树脂基体下,菠萝叶纤维增强复合材料的拉伸性能优于黄麻纤维和棉纤维,菠萝叶纤维与黄麻纤维和棉纤维相比,密度相近,但拉伸强度与弹性模量明显优于黄麻纤维，棉纤维最差，说明增强纤维的自身性能对复合材料的力学性能有很大的影响[115]。

6.2.3 菠萝叶纤维肋条的压缩性能

菠萝叶纤维增强复合材料压缩性能的探索，可以帮助分析菠萝叶纤维点阵圆筒结构整体的性能。最佳的测试试件是直接从圆筒结构上截取纤维柱段，但考虑到圆筒上的肋条都具有一定的弧度，本节以纤维直杆来代替。

6.2.3.1 试验材料与方法

菠萝叶纤维直杆的制备工艺与 6.2.1 复合材料纤维板的制备工艺相似，主要流程为：菠萝叶纤维→浸渍酚醛树脂→铺装→加压包裹→烘箱固化。参考国家标准《纤维增强塑料压缩性能试验方法》（GB/T 1448—2005）[119]，将纤维直杆锯切成 30mm×10mm×5mm 的试件 10 个。将制备好的压缩试件放在万能力学试验机上进行轴向压缩测试，加载速率为 2mm/min，如图 6-9 所示。

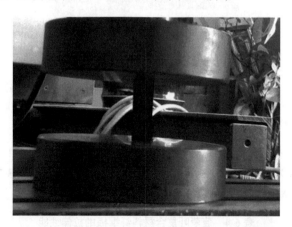

图 6-9 纤维杆的轴向压缩测试（彩图请扫封底二维码）

6.2.3.2 结果与讨论

菠萝叶纤维直杆的压缩强度 σ_c 及弹性模量 E_c 的计算公式分别为式（6-1）[119] 和式（6-2）[119]。本节中，l 取 30mm，b 取 4.7mm，t 取 8.7mm。通过分析计算，菠萝叶纤维直杆的压缩强度 σ_c 为 33.3MPa，变异系数为 12.92%。弹性模量 E_c 为 1029MPa，变异系数为 11.59%。菠萝叶纤维增强复合材料 0°方向的拉伸强度与压缩强度相近，拉伸模量与压缩模量相近，故采用拉伸试验即可近似获得材料的弹性常数。

$$\sigma_c = \frac{P}{b \cdot t} \qquad (6\text{-}1)$$

$$E_c = \frac{\Delta P \cdot l}{\Delta l \cdot b \cdot t} \qquad (6\text{-}2)$$

式中，σ_c 为压缩强度，单位为 MPa；P 为最大载荷，单位为 N；b 为肋条宽度，单位为 mm；t 为肋条厚度，单位为 mm；ΔP 为载荷-位移曲线上的载荷增量，单位为 N；Δl 为载荷-位移曲线上的位移增量，单位为 mm；l 为肋条长度，单位为 mm。

6.3　小　　结

本章首先探索了菠萝叶纤维点阵圆筒结构的制备工艺，其次探索了菠萝叶纤维增强复合材料的力学性质，可为后续分析提供参数指导。

关于菠萝叶纤维点阵圆筒结构的制备工艺，首先需要分析设计点阵圆筒结构的尺寸参数、胞元构型。其次根据点阵圆筒结构的尺寸设计制备相应尺寸的木模，木模用于辅助制备硅橡胶模。通过试验尝试，硅橡胶的硫化工艺为：30℃的条件下加热 2h，之后升温到 80℃，时间持续 1.5h。最后采用纤维缠绕方法，探索制备了菠萝叶纤维点阵圆筒结构，固化工艺为：温度 150℃、时间 3.5h。制备的菠萝叶纤维点阵圆筒结构的实际尺寸与设计尺寸存在差异，为减少试验误差，对于后续的实际结构分析来说，可以使用实际尺寸来代替。

为探索菠萝叶纤维增强复合材料的力学性能，本章探索了菠萝叶纤维复合材料的制备工艺，之后根据国家标准，将菠萝叶纤维增强复合材料锯切成拉伸、压缩试件，最后通过试验测试得到菠萝叶纤维增强复合材料的力学性能。通过分析发现，在相同的树脂基体下，菠萝叶纤维增强复合材料的拉伸性能优于黄麻纤维和棉纤维，说明增强纤维的自身性能对复合材料的力学性能有很大的影响；菠萝叶纤维增强复合材料 0°方向的拉伸强度与压缩强度相近，拉伸模量与压缩模量相近，故采用拉伸试验即可近似获得材料的弹性常数，可为后续分析提供参考。

7 菠萝叶纤维点阵圆筒结构的平压性能

制备点阵圆筒结构的材料大多集中在金属和复合材料（包括碳纤维、玻璃纤维），研究者对这些材料结构的研究越来越深，然而对于天然纤维点阵圆筒的研究甚微。本章主要探索环境友好型菠萝叶纤维点阵圆筒结构的平压性能，分析方法包括试验测试、理论模型、有限元模型。之后，以有限元模型作为分析方法，设计了一组正交试验，对点阵圆筒结构的参数进行分析优化。菠萝叶纤维点阵圆筒结构自身可以作为结构承载，也可以将其作为一种基础结构，进行二次设计。例如，将菠萝叶纤维点阵圆筒结构作为芯子材料，通过添加面层材料，形成多层级结构等。

7.1 菠萝叶纤维点阵圆筒结构的原材料与平压试验

7.1.1 试验材料

本章采用的试验材料为第 6 章制备的菠萝叶纤维点阵圆筒结构，需要注意的是点阵圆筒结构的上下端面必须打磨平整，同时将纤维肋条表面多余的树脂打磨掉。

7.1.2 试验方法

7.1.2.1 轴向压缩测试

将菠萝叶纤维点阵圆筒结构放置于万能力学试验机上的两个正方形的刚性平板间进行轴向压缩测试，刚性平板的边长为 150mm，加载速率为 2mm/min，如图 7-1 所示。

7.1.2.2 理论模型

菠萝叶纤维点阵圆筒的理论模型参考 Lopatin 等推导的 Kagome 构型的点阵圆筒的轴向变形理论模型[80]，具体分析将在下面列出。

由环向肋条和螺旋向肋条组成的点阵圆筒结构，圆筒半径为 R，长度为 l，一端为固支约束，另一端与环向肋条方向垂直施加均布载荷 N，如图 7-2a 所示。采用连续化方法，用正交各向异性圆柱壳体来代替点阵圆筒，如图 7-2b 所示，其中 α、β、γ 代表坐标轴方向。

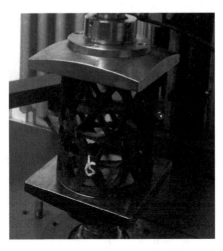

图 7-1 点阵圆筒结构的轴向压缩测试（彩图请扫封底二维码）

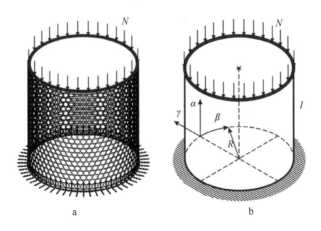

图 7-2 点阵圆筒结构约束条件（a）与连续壳体（b）

圆柱壳体是轴向对称的，在轴向均布载荷作用下，其应力-应变状态可用平衡方程式（7-1）、式（7-2）来表示[120]，本构方程为式（7-3）～式（7-5），应变与位移的关系式为式（7-6）～式（7-8）：

$$\frac{\mathrm{d}N_\alpha}{\mathrm{d}\alpha} = 0 \tag{7-1}$$

$$\frac{\mathrm{d}^2 M_\alpha}{\mathrm{d}\alpha^2} + N_\alpha \frac{\mathrm{d}^2 w}{\mathrm{d}\alpha^2} - \frac{N_\beta}{R} = 0 \tag{7-2}$$

$$N_\alpha = B_{11}\varepsilon_\alpha + B_{12}\varepsilon_\beta \tag{7-3}$$

$$N_\beta = B_{21}\varepsilon_\alpha + B_{22}\varepsilon_\beta \tag{7-4}$$

$$M_\alpha = D_{11}\kappa_\alpha \tag{7-5}$$

$$\varepsilon_\alpha = \frac{\mathrm{d}u}{\mathrm{d}\alpha} \tag{7-6}$$

$$\varepsilon_\beta = \frac{w}{R} \tag{7-7}$$

$$\kappa_\alpha = -\frac{\mathrm{d}^2 w}{\mathrm{d}\alpha^2} \tag{7-8}$$

式中，N_α、N_β 为薄膜应力合力；M_α 为应力合力矩；ε_α、ε_β 为面内薄膜应变；κ_α 为曲率变化；u、w 分别为面内轴向位移、挠度；B_{11}、B_{12}、B_{22}（$B_{21}=B_{12}$）为圆筒壳体的平均薄膜刚度；D_{11} 为圆筒壳体的平均弯曲刚度；α 为在 α 方向上的位移。

通过分析计算，求解的结构末端的轴向位移可由式（7-9）来表示：

$$U = -\frac{Nl}{B_{11}}\left[1 + \frac{B_{12}^2}{B}(1+W)\right] \tag{7-9}$$

式中，

$$N = -N_\alpha \tag{7-10}$$

$$B = B_{11}B_{22} - B_{12}^2 \tag{7-11}$$

$$W = -\frac{4rt}{r^2+t^2}\frac{\cosh r - \cos t}{t\sinh r + r\sin t} \tag{7-12}$$

$$r = \sqrt{\frac{q^2-p^2}{2}}, \quad t = \sqrt{\frac{q^2+p^2}{2}} \tag{7-13}$$

$$p^2 = \frac{Nl^2}{2D_{11}}, \quad q^4 = \frac{Bl^4}{B_{11}D_{11}R^2} \tag{7-14}$$

对于 Kagome 点阵圆筒来说，点阵结构主要由两组螺旋向肋条与一组环向肋条组成，如图 7-3 所示。螺旋向肋条的缠绕角为 φ，螺旋肋条沿一个方向的等分数为 n_s，肋条高度为 h，螺旋向与环向肋条宽度分别为 δ_s 和 δ_r，螺旋向与环向肋条间距分别为 a_s 和 a_r，螺旋向与环向肋条的弹性模量分别为 E_s 和 E_r。采用连续化方法，圆筒壳体的薄膜刚度与弯曲刚度可由式（7-15）来表示：

$$B_{11} = A_{11}h, \quad B_{12} = A_{12}h, \quad B_{22} = A_{22}h, \quad D_{11} = A_{11}\frac{h^3}{12} \tag{7-15}$$

式中，A_{11}、A_{12}、A_{22} 分别为圆筒壳体的刚度系数。

$$A_{11} = 2\overline{E_s}\cos^4\varphi, \quad A_{12} = 2\overline{E_s}\cos^2\varphi\sin^2\varphi, \quad A_{22} = 2\overline{E_s}\sin^4\varphi + \overline{E_r} \tag{7-16}$$

$$\overline{E_s} = E_s\frac{\delta_s}{a_s}, \quad \overline{E_r} = E_r\frac{\delta_r}{a_r} \tag{7-17}$$

$$a_s = \frac{2\pi R}{n_s}\cos\varphi, \quad a_r = \frac{\pi R}{n_s\tan\varphi} \tag{7-18}$$

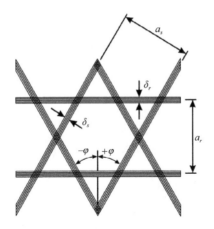

图 7-3　Kagome 构型的几何参数

由于与全三角形点阵圆筒相比，Kagome 结构是将全三角形结构的环向肋条进行平移，并没有其他太多变化，因此可以用 Kagome 结构的理论公式来近似分析预测全三角形点阵圆筒的轴向压缩位移。

7.1.2.3　有限元模型

采用有限元模型对点阵圆筒结构进行分析模拟，点阵圆筒主要由螺旋向肋条和环向肋条组成，其制备工艺采用缠绕法一体成型。对结构进行轴向压缩测试，其下端面固定放在力学试验机的下边刚性平板上，沿着圆筒的上端面进行均匀加载，圆筒上端面各个节点轴向方向的位移近似相同。

虽然实际构件中，肋条交叉区域与肋条中部的材料属性不太一样[77]，本节中，假定点阵圆筒结构为"肋条单向铺层复合材料"。点阵圆筒结构的肋条采用BEAM189 梁单元来模拟，其力学性能弹性参数可以采用表 6-4 中的拉伸性能参数及 6.2.3 节中测得的压缩性能参数。肋条间的连接选用固接，圆筒下端面的约束条件为位移全约束，上端面进行径向位移约束、轴向位移耦合，同时施加轴向均布压缩载荷，详细的有限元模型如图 7-4 所示。

7.1.3　结果与讨论

7.1.3.1　轴向压缩试验

菠萝叶纤维点阵圆筒结构在轴向压缩载荷下的载荷-位移曲线图如图 7-5 所示（图中数字表示试件号），在初始阶段，载荷-位移曲线近似呈线性增长，当载荷上升到峰值载荷的 1/4 左右，可以听到一些小的噼啪声，该现象主要是由菠萝叶纤维与酚醛树脂间的微裂缝引起的。之后，声音持续，而且越来越大，一些酚醛树脂颗粒掉落下来。载荷上升到峰值后，由于肋条的失效，曲线开始下降。在整个过程中，未观察到整体屈曲。结构的主要失效形式集中在靠近交叉点处螺旋向肋条的分层与断裂，如图 7-6 所示。

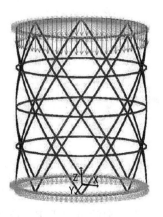

图 7-4　有限元模型图

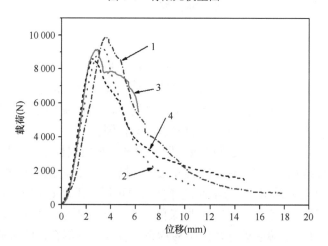

图 7-5　菠萝叶纤维点阵圆筒结构在轴向压缩载荷下的载荷-位移曲线

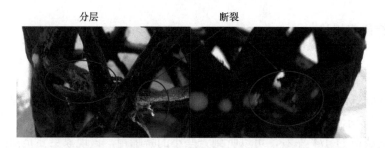

图 7-6　点阵圆筒结构的压缩破坏形式（彩图请扫封底二维码）

Fan 等[76]制备的碳纤维点阵夹芯结构在轴向压缩测试过程中，也有噪声发出，但载荷还未上升到峰值载荷的 1/5，主要是由于碳纤维对树脂的浸渍能力有限，而且增强材料与基体间的黏结力集中在物理结合。对于菠萝叶纤维点阵圆筒结构来说，菠萝叶纤维与酚醛树脂间的界面结合性包括物理结合与化学结合。一方面，酚醛树脂通过扩散和渗透的方式进入菠萝叶纤维的孔洞与细胞腔中，加热固化后形成"胶钉"；另一方面，菠萝叶纤维与酚醛树脂在固化的过程中形成了一些化学键，可以参考红外光谱来分析。菠萝叶纤维与菠萝叶纤维增强酚醛树脂复合材料的红外光谱图如图 7-7 所示。菠萝叶纤维（pineapple leaf fiber，PALF）的主要活性基团为羟基，从图 7-7 中可以看出，在 3300cm^{-1} 处为—OH 伸缩振动吸收峰。对于酚醛树脂（phenol-formaldehyderesin，PF）来说，其主要活性基团为羟基和羟甲基，在 1010cm^{-1} 处为羟甲基的 C—O 吸收峰[121, 122]。在加热固化过程中，菠萝叶纤维与酚醛树脂的化学反应可由式（7-19）来表示。从红外光谱图中可以看出，PALF/PF 相比于 PALF，羟基的强度明显降低。

$$PALF—OH+PF—CH_2—OH \rightarrow PALF—O—CH_2—PF \qquad (7-19)$$

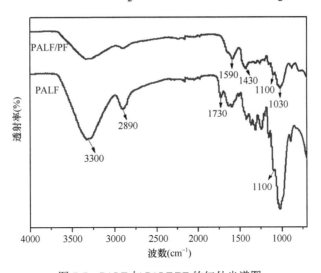

图 7-7　PALF 与 PALF/PF 的红外光谱图

点阵圆筒结构轴向压缩的力学性能如表 7-1 所示，从表 7-1 中可以看出，菠萝叶纤维点阵圆筒的平均比载荷为 79.32N/g，平均刚度为 4.20kN/mm，Kim 制备的碳纤维复合材料加筋点阵圆筒结构的比载荷为 36.08N/g[16]，故菠萝叶纤维点阵圆筒与碳纤维点阵圆筒在一定程度上具有竞争性。

根据载荷-位移曲线图（图 7-5），菠萝叶纤维点阵圆筒的 4 个试件的线性阶段曲线几乎重叠，同时表 7-1 中，试件的变异系数均小于 20%，进一步证实了试验测试的准确性。菠萝叶纤维与酚醛树脂的界面结合包括物理结合与化学结合，

表 7-1 点阵圆筒结构的力学性能

试件号	质量（g）	峰值载荷（N）	比载荷（N/g）	刚度（kN/mm）
1	122.6	9900	80.75	3.63
2	109.8	9218	83.95	3.64
3	113.5	9133	80.47	4.89
4	119.8	8640	72.12	4.65
平均值	116.4（5.01%）	9223（5.62%）	79.32（6.37%）	4.20（15.77%）

注：括号中数据为变异系数。

故点阵圆筒结构可以尽可能多地承载重物。然而，所有的酚醛树脂都存在一个问题，由于水的存在，在固化成型的过程中会形成多孔基体[123]。本节中点阵圆筒的制备采用缠绕工艺，最大可能地限制了加热固化前水分的含量，所以在测试过程中，会持续听到噪声，甚至有一些酚醛树脂颗粒掉落，但是在一定程度上，此种情况已经得到了缓解。亲水性菠萝叶纤维与疏水性酚醛树脂间的界面结合能力有限，故测试过程中出现肋条分层。点阵圆筒交叉点附近的肋条区域为树脂富集区，在加热固化过程中，该部位相比于交叉点处和肋条中部，压实程度最低[77]，故断裂经常发生在交叉点的肋条附近。环向肋条在传递载荷、约束螺旋向肋条和防止螺旋向肋条向内或向外弯折方面起着重要的作用，该现象与参考文献中的加筋圆筒类似[16]。

7.1.3.2 理论分析

7.1.2.2 中已经给出了计算点阵圆筒结构的理论模型，对于本节的点阵圆筒结构，由于点阵圆筒的螺旋向肋条与环向肋条材料属性相同、横截面相同，理论分析时，各种参数为：$l=113.8$mm，$R=40$mm（内半径），$E_s=E_r=1012$MPa，$\varphi=30°$，$\delta_s=\delta_r=4.7$mm，$a_s=a_r=27.2$mm，$h=8.7$mm，$n_s=8$。

7.1.3.3 有限元分析

菠萝叶纤维点阵圆筒结构的有限元分析的极限承载力采用最大应力失效准则来确定。通过分析计算，点阵圆筒的极限承载力为 11 757N，此时，点阵肋条的剪切应力达到了最大剪切应力值，点阵圆筒的剪力云图如图 7-8 所示。

有限元分析中，极限承载力与表 7-1 中的试验测试值相比略大，试验值达到预测值的 73%～84%，主要是由于有限元模型中假设肋条单向铺层，材料属性均相同等，在实际操作中，一些误差不可避免。从图 7-8 中可以看出，最大剪力集中在环向肋条靠近交叉点处，该现象与试验中点阵圆筒的失效形式相似，说明了有限元分析的有效性。

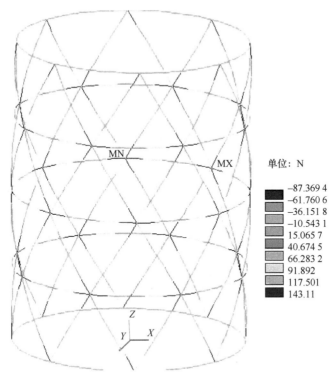

图 7-8　点阵圆筒结构的剪力云图（彩图请扫封底二维码）
MN：最小剪力；MX：最大剪力

7.1.3.4　分析比较

试验分析相比于预测模拟来说，在一定程度上，不仅浪费了时间，还需要投入大量的资金，而且试验存在很多不确定因素，不太容易实现结构的优化。如果预测模型可以分析预测试验结果，将大大提高劳动效率，同时节约成本，便于实现结构的优化。

本节将对菠萝叶纤维点阵圆筒结构的平压性能进行对比分析。在轴向压缩载荷下，点阵圆筒结构轴向位移的试验值与预测值的对比如表 7-2 所示。

表 7-2　点阵圆筒结构轴向位移的试验值与预测值的对比

试件	试验值	预测值	
	U_{exp}（mm）	U_{the}（mm）	U_{FEM}（mm）
1	3.616	2.824	2.799
2	3.310	2.629	2.606
3	2.924	2.609	2.582
4	2.546	2.463	2.442

注：U_{exp}、U_{the} 和 U_{FEM} 分别为试验测得、理论分析和有限元模拟的点阵圆筒的轴向位移值。

从表 7-2 中可以看出，菠萝叶纤维点阵圆筒结构的轴向位移分析中，有限元预测值与理论预测值大体一致，为试验值的 77%～97%，两者相比较，理论预测值更加接近试验值。预测值与试验值存在差异的原因为：预测分析时，假定点阵圆筒结构完好无缺陷，不同位置点阵肋条的材料属性均相同，菠萝叶纤维与酚醛树脂间的黏结性能比较好，肋条杆件的几何尺寸均匀，结构承载过程中的受力为均布载荷等，但在实际试验操作中，材料缺陷、几何缺陷与测试缺陷是不可避免的[77]。对于点阵圆筒结构来说，肋条的形状至关重要[75, 77]，点阵圆筒结构在固化过程中，肋条的压实需要硅橡胶模受热膨胀提供压力，而硅橡胶模受热膨胀不太均匀，故肋条的几何尺寸也不均匀。点阵圆筒各处的菠萝叶纤维体积分数也不太一样，在肋条交叉点处纤维体积分数相对较高。同时，试验过程中还存在一些缺陷，例如，在轴向压缩试验中，点阵圆筒的端面打磨不太平整，可能使得结构在某种程度上受到的不是均布载荷等，因此试验结果与预测结果存在一定的误差。然而，这些微小的缺陷对结构整体的承载能力影响不是很大[45]，所以理论分析和有限元模拟分析可以为试验提供指导。

7.2 菠萝叶纤维点阵圆筒结构的参数研究

对于菠萝叶纤维点阵圆筒结构，尺寸设计直接影响结构的最终承载力，合适的尺寸设计可以使结构的某一性能取得最优值，故本节主要对点阵圆筒的尺寸参数进行分析研究，并探索了参数对点阵圆筒结构影响的主次顺序[124]。

7.2.1 试验方法

在 7.1.3 中，经过分析讨论，已经证明有限元分析方法在一定程度上可以分析预测菠萝叶纤维点阵圆筒结构的平压性能，然而有限元预测值与试验值仍然存在一些差异，为解决这一问题，可以适当地引入修正系数来加以改善，修正系数中包含材料缺陷、几何缺陷与测试缺陷等。由于本节的讨论内容只是对菠萝叶纤维点阵圆筒结构的参数设计趋势提供指导，并不需要预测某一参数下结构的真实承载力，故对修正系数并不做过多探讨。

本节采用有限元分析方法，为了考察圆筒直径、缠绕角、圆筒层数、环向肋条等分数对菠萝叶纤维点阵圆筒结构平压性能的影响，设计了四因素三水平的正交试验，因素水平表如表 7-3 所示。

在进行有限元分析前，先做以下假设：①整个点阵圆筒结构可以认为是"肋条单向复合材料"；②肋条的横截面假定为等截面；③随着缠绕角的改变，点阵圆筒的肋条均未变成细长梁。在前边的有限元分析中，纤维肋条的宽度值为 4.7mm，高度值为 8.7mm，本节，肋条宽度改为 5mm，高度为 10mm，将这些假设与尺寸的改变归纳到修正系数中。

表 7-3　点阵圆筒结构因素水平表

水平	圆筒直径 A（mm）	缠绕角 B（°）	圆筒层数 C	环向肋条等分数 D
1	80	15	3	6
2	100	30	4	8
3	120	45	5	10

7.2.2　结果与讨论

7.2.2.1　载荷优化

菠萝叶纤维点阵圆筒结构的质量计算公式为式（7-20）：

$$M = \pi D L t \left(2 \rho_s \frac{b_s}{a_s} + \rho_r \frac{b_r}{a_r} \right) \tag{7-20}$$

式中，M 为圆筒的总质量；D 为圆筒直径；L 为圆筒高度；t 为肋条高度；ρ_s 为螺旋向肋条密度；ρ_r 为环向肋条密度；b_s 为螺旋向肋条宽度；b_r 为环向肋条宽度；a_s 为螺旋向肋条间距；a_r 为环向肋条间距。

本节中，$\rho_s = \rho_r = \rho$，$b_s = b_r = b$，$a_s = a_r = a$，故式（7-20）可以简化为式（7-21），经测试，肋条的密度为 0.93g/cm^3。

$$M = 3 \pi D L \rho \frac{bt}{a} \tag{7-21}$$

通过计算，菠萝叶纤维点阵圆筒的质量数据分析表如表 7-4 所示，通过比较极差 R_i 的大小，可以确定影响点阵结构质量的主次顺序为：缠绕角＞圆筒层数＞圆筒直径＞环向肋条等分数。对于点阵圆筒结构来说，为了实现轻质高强，质量越轻越好，通过分析比较 k_1、k_2、k_3 的大小，可以得到点阵圆筒质量的最优水平（最轻）组合为 $A_1 B_3 C_1 D_1$。

表 7-4　点阵圆筒结构的质量数据分析表

试验号	A	B	C	D	质量（g）
1	1	1	1	1	174.09
2	1	2	2	2	146.69
3	1	3	3	3	152.36
4	2	1	2	3	290.52
5	2	2	3	1	223.96
6	2	3	1	2	114.60
7	3	1	3	2	431.16

试验号	A	B	C	D	质量（g）
8	3	2	1	3	165.84
9	3	3	2	1	176.04
K_1	473.14	895.77	454.53	574.09	—
K_2	629.08	536.49	613.25	692.45	—
K_3	773.04	443	807.48	608.72	—
k_1	157.71	298.59	151.51	191.36	—
k_2	209.70	178.83	204.42	230.82	—
k_3	257.68	147.67	269.16	202.91	—
R_i	99.97	150.92	117.65	39.46	—

7.2.2.2 比载荷优化

通过有限元分析计算，菠萝叶纤维点阵圆筒的比载荷数据分析表如表 7-5 所示，影响点阵结构比载荷的主次顺序为：环向肋条等分数＞圆筒直径＞圆筒层数＞缠绕角。其中圆筒直径与圆筒层数对点阵结构比载荷的影响相差不太大。对于点阵圆筒结构来说，比载荷越大越好，通过分析比较，点阵圆筒比载荷的最优水平组合为 $A_1B_3C_1D_3$。对于因素 B 来说，由于 k_1、k_2、k_3 的大小相差不多，所以 $A_1B_1C_1D_3$ 和 $A_1B_2C_1D_3$ 也可以作为较优的组合。

表 7-5 点阵圆筒结构的比载荷数据分析表

试验号	A	B	C	D	比载荷（N/g）
1	1	1	1	1	78.84
2	1	2	2	2	91.82
3	1	3	3	3	125.50
4	2	1	2	3	110.25
5	2	2	3	1	32.98
6	2	3	1	2	94.69
7	3	1	3	2	56.28
8	3	2	1	3	123.38
9	3	3	2	1	30.87
K_1	296.16	245.37	296.91	142.69	—
K_2	237.92	248.18	232.94	242.79	—
K_3	210.53	251.06	214.76	359.13	—
k_1	98.72	81.79	98.97	47.57	—
k_2	79.31	82.73	77.65	80.93	—
k_3	70.18	83.69	71.59	119.71	—
R_i	28.54	1.9	27.38	72.14	—

7.2.2.3 刚度优化

通过有限元分析计算，菠萝叶纤维点阵圆筒的刚度数据分析表如表 7-6 所示，影响点阵结构刚度的主次顺序为：环向肋条等分数＞圆筒层数＞缠绕角＞圆筒直径。其中圆筒直径、缠绕角和圆筒层数对点阵结构刚度的影响相差不太大。对于点阵圆筒结构来说，结构刚度越大越好，通过分析比较，点阵圆筒刚度的最优水平组合为 $A_1B_2C_1D_3$。

表 7-6　点阵圆筒结构的刚度数据分析表

试验号	A	B	C	D	刚度（kN/mm）
1	1	1	1	1	1.98
2	1	2	2	2	3.88
3	1	3	3	3	4.95
4	2	1	2	3	3.66
5	2	2	3	1	1.08
6	2	3	1	2	3.57
7	3	1	3	2	1.47
8	3	2	1	3	5.62
9	3	3	2	1	0.78
K_1	10.81	7.11	11.17	3.84	—
K_2	8.31	10.58	8.32	8.92	—
K_3	7.87	9.30	7.50	14.23	—
k_1	3.60	2.37	3.72	1.28	—
k_2	2.77	3.53	2.78	2.97	—
k_3	2.63	3.10	2.50	4.75	—
R_i	0.97	1.16	1.22	3.47	—

7.2.2.4 结构优化

对于结构来说，轻质高强是人们所追求的目标。本章中的菠萝叶纤维点阵圆筒结构，通过合适的参数设计，可以使结构尽可能地轻质高强。通过综合分析对比圆筒直径、缠绕角、圆筒层数、环向肋条等分数对菠萝叶纤维点阵圆筒结构的性能的影响，得出整体上最优的结构组合为 $A_1B_2C_1D_3$，即圆筒直径为 80mm，缠绕角为 30°，圆筒层数为 3 层，环向肋条等分数为 10 份，此时，结构的肋条间距为 21.8mm。

7.3　小　　结

本章首先对菠萝叶纤维点阵圆筒结构的平压性能进行分析，其次探索了结构参数对点阵圆筒结构不同性能的影响，为优化点阵圆筒结构提供参考。

首先，采用试验测试、理论模型与有限元模型，分析探索了菠萝叶纤维点阵圆筒结构的平压性能。结果表明：点阵圆筒结构的主要失效形式为靠近交叉点处肋条的分层与断裂，与有限元预测结果相吻合；结构的平均比载荷为 79.32N/g，平均刚度为 4.20kN/mm；菠萝叶纤维点阵圆筒结构中，菠萝叶纤维与酚醛树脂间的界面结合包括物理结合与化学结合；理论模型与有限元模型的轴向位移预测值可以达到试验值的 77%～97%；有限元模型与理论模型可以分析预测点阵圆筒结构的性能，为其设计提供参考。

其次，关于结构参数对点阵圆筒结构性能的影响设计了四因素三水平正交试验，四因素分别为圆筒直径、缠绕角、圆筒层数、环向肋条等分数。对点阵圆筒的质量、比载荷与刚度进行了优化分析，分析发现，影响点阵结构质量的主次顺序为：缠绕角＞圆筒层数＞圆筒直径＞环向肋条等分数，点阵结构质量最轻的组合为：$A_1B_3C_1D_1$；影响点阵结构比载荷的主次顺序为：环向肋条等分数＞圆筒直径＞圆筒层数＞缠绕角，点阵圆筒比载荷的最优水平组合为：$A_1B_3C_1D_3$；影响点阵结构刚度的主次顺序为：环向肋条等分数＞圆筒层数＞缠绕角＞圆筒直径，点阵圆筒刚度的最优水平组合为：$A_1B_2C_1D_3$。从轻质高强的角度出发，点阵圆筒结构的最优组合为：$A_1B_2C_1D_3$。

8 构型与层数对菠萝叶纤维点阵圆筒结构平压性能的影响

点阵圆筒结构的平压性能与胞元构型、结构参数等因素息息相关，根据胞元构型的不同，点阵结构分为拉伸主导型结构与弯曲主导型结构；在第 7 章中采用有限元分析方法初步分析了结构参数对点阵圆筒结构性能的影响。为了进一步了解胞元构型与圆筒层数对菠萝叶纤维点阵圆筒结构性能的影响，本章设计制备了不同胞元构型、不同层数的菠萝叶纤维点阵圆筒结构，采用试验分析与有限元结合的方式，探索了其平压性能。

8.1 胞元构型对菠萝叶纤维点阵圆筒结构平压性能的影响

8.1.1 不同构型点阵圆筒的制备

8.1.1.1 胞元构型设计

为探索胞元构型对菠萝叶纤维点阵圆筒结构平压性能的影响，本节设计了 3 种胞元构型，分别为拉伸主导型的小三角形构型、弯曲主导型的菱形构型和拉伸主导型的大三角形构型，以下以Ⅰ型、Ⅱ型和Ⅲ型来代替，如图 8-1 所示。

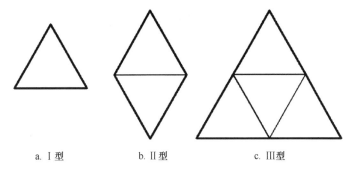

a. Ⅰ型　　　　　　b. Ⅱ型　　　　　　c. Ⅲ型

图 8-1　点阵圆筒的胞元构型图

8.1.1.2 尺寸设计

3 种胞元构型的菠萝叶纤维点阵圆筒结构中，Ⅰ型最为基础，故Ⅱ型与Ⅲ型结构的尺寸根据Ⅰ型来设计，Ⅰ型点阵圆筒结构的尺寸设计与第6章（图6-1）、第7章（图7-1）中点阵圆筒结构的设计尺寸相同，则3种不同构型点阵圆筒的尺寸设计表如表8-1所示。

表8-1 不同构型点阵圆筒的尺寸设计

构型	D（mm）	φ（°）	a（mm）	L（mm）	b（mm）	t（mm）
Ⅰ	100	30	27.2	113.8	5	10
Ⅱ	100	30	27.2	113.8	5	10
Ⅲ	100	30	54.4	113.8	5	10

注：D为圆筒外径；φ为缠绕角；a为肋条间距；L为圆筒高度；b为肋条宽度；t为肋条厚度。

8.1.1.3 制备工艺

3种构型的点阵圆筒的制备工艺与6.1.4中菠萝叶纤维点阵圆筒结构的制备工艺相似，Ⅰ型结构与第6章（图6-1）、第7章（图7-1）中的完全相同；Ⅱ型结构除上下端面外，环向肋条均不进行缠绕；Ⅲ型结构的缠绕间距是Ⅰ型的2倍。采用的固化温度为150℃，固化时间为3.5h，制成的不同构型的点阵圆筒如图8-2所示。

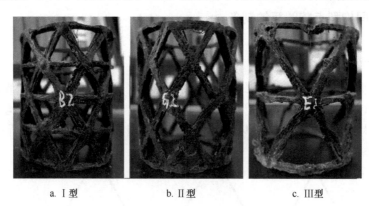

a. Ⅰ型   b. Ⅱ型   c. Ⅲ型

图8-2 制备的不同构型的点阵圆筒（彩图请扫封底二维码）

8.1.2 试验方法

8.1.2.1 力学测试

将制备好的3种构型的菠萝叶纤维点阵圆筒结构的上下端面打磨平整，之后，放在万能力学试验机上进行轴向压缩测试，加载速率为2mm/min。

8.1.2.2 有限元模型

有限元方法模拟3种构型点阵圆筒结构肋条的单元类型为BEAM189，肋条间连接为固接，圆筒下端面的约束条件为位移全约束，上端面进行径向位移约束、轴向位移耦合，同时施加轴向压缩载荷。菠萝叶纤维的材料参数选用表 6-4 中的拉伸性能参数及 6.2.3 中测得的压缩性能参数。

8.1.3 结果与讨论

8.1.3.1 轴向压缩测试

Ⅰ型胞元点阵圆筒结构与 7.1.3.1 中的点阵圆筒相同，在轴向受压的过程中，压缩破坏现象与破坏形式也基本相同。Ⅰ型点阵圆筒的轴向压缩载荷-位移曲线图如图 8-3 中 a 所示，主要分为 3 个阶段：线性阶段、屈服阶段和载荷曲线下降阶段。承载初期，载荷随着位移的增大而呈线性增大，可以认为其构成圆筒的环向及螺旋向肋条均处于弹性范围内，在该上升过程中，可以听到一些噼啪声。进入屈服阶段，即锯齿形上升阶段后，声音越来越大，纤维杆件出现分层、断裂，主要集中在靠近肋条交叉区的环向肋条上（图 7-6），最终载荷达到峰值后，承载力迅速下降。

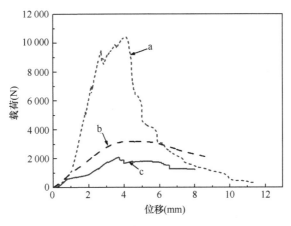

图 8-3　不同构型点阵圆筒的轴向压缩载荷-位移曲线图
a. Ⅰ型；b. Ⅱ型；c. Ⅲ型

Ⅱ型胞元点阵圆筒的轴向压缩载荷-位移曲线图如图 8-3 中 b 所示，主要分为 3 个阶段：线性阶段、平台阶段和曲线下降阶段。结构承载初期，螺旋向杆件均处于弹性范围内，载荷-位移曲线呈线性增加，在压缩载荷达到 1300N 时，开始听到噼啪声，之后声音持续。进入平台阶段后，随着载荷的增加，靠近交叉点处的螺旋向肋条出现分层和断裂（图 7-6），同时伴有肋条屈曲，之后，承载力下降。Ⅱ型点阵圆筒与Ⅰ型相比，缺少环向肋条，在加载的整个过程中，该结构整体屈曲成"鼓形"（图 8-4），该现象说明环向肋条的存在可以固定约束螺旋向肋条，防止其向内或向外弯曲[16]。

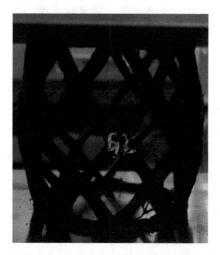

图 8-4　Ⅱ型点阵圆筒的整体屈曲图（彩图请扫封底二维码）

　　Ⅲ型胞元点阵圆筒的轴向压缩载荷-位移曲线图如图 8-3 中 c 所示，主要分为线性阶段、阶梯式下降阶段。在线性阶段，有一处明显的平台区，这主要是由肋条的长细比比较大引起的，同时还存在一些制造缺陷和测试缺陷。在载荷达到 400N 左右时，开始听到噼啪声，该阶段中，纤维杆件基本处于弹性阶段。达到峰值后，交叉点附近的环向肋条与螺旋向肋条杆件出现分层和断裂（图 7-6），并伴有纤维杆件的屈曲，呈现阶梯式下降。Ⅲ型点阵圆筒与Ⅰ型相比，网格单元变大，纤维杆件的长细比加大，在加载的整个过程中，该结构整体屈曲图如图 8-5 所示，该现象说明对于植物纤维圆筒结构来说，选择适当尺寸的网格单元，以及合适大小的纤维杆件长细比可以使结构的刚性得到充分发挥，肋条长细比太大会导致其更容易发生屈曲，从而使其承载力降低。

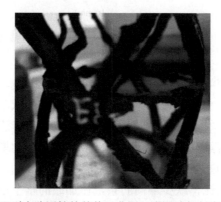

图 8-5　Ⅲ型点阵圆筒的整体屈曲图（彩图请扫封底二维码）

8.1.3.2 有限元分析

Ⅰ型点阵圆筒结构在承受轴向压缩载荷下的轴向应力图如图 8-6 所示，正号表示所受的应力为拉应力，负号表示所受的应力为压应力。从图 8-6 中可以看出，Ⅰ型点阵圆筒在受压时，环向肋条主要承受拉应力，螺旋向肋条主要承受压应力，其最大拉应力为 7.07MPa，最大压应力为 14.9MPa。Ⅰ型点阵圆筒沿肋条方向的剪力图如图 8-7 所示，正负号表示方向不同。从图 8-7 中可以看出，除上下端面外，环向肋条均出现了最大剪力值，最大剪力值为 135.676N。Ⅰ型点阵圆筒结构与第 7 章中结构的分析相似，肋条的拉应力值与压应力值均未达到破坏应力的 1/2（图 8-6），但剪切载荷基本达到失效（图 8-7），说明Ⅰ型点阵圆筒结构的失效是由肋条的剪切破坏引起的，失效部位集中在交叉点附近的环向肋条，与试验现象相吻合。

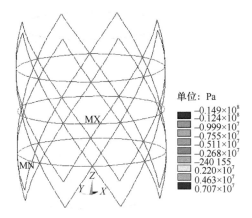

图 8-6　Ⅰ型点阵圆筒的轴向应力（彩图请扫封底二维码）

MX：最大应力；MN：最小应力

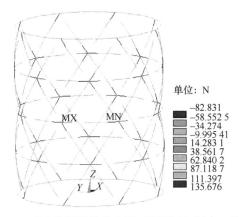

图 8-7　Ⅰ型点阵圆筒的剪力图（彩图请扫封底二维码）

MX：最大剪力；MN：最小剪力

Ⅱ型点阵圆筒结构在承受轴向压缩载荷下的轴向应力图如图 8-8 所示，图 8-8 中上下端面的螺旋向肋条的应力值最大，为 4.35MPa，Ⅱ型点阵圆筒结构的应力只有压应力。Ⅱ型点阵圆筒结构受力后的变形图如图 8-9 所示，由于缺少环向肋条的约束，中间部分的螺旋向肋条鼓出，故其轴向应力值相对上下端面偏小（图 8-8），发生整体屈曲，呈"鼓形"，与试验现象相似。

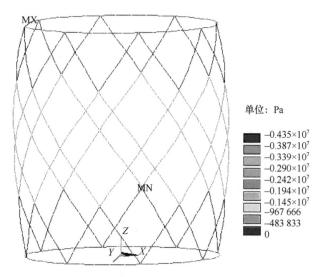

单位: Pa

- −0.435×10⁷
- −0.387×10⁷
- −0.339×10⁷
- −0.290×10⁷
- −0.242×10⁷
- −0.194×10⁷
- −0.145×10⁷
- −967 666
- −483 833
- 0

图 8-8　Ⅱ型点阵圆筒的轴向应力（彩图请扫封底二维码）

MX：最大应力；MN：最小应力

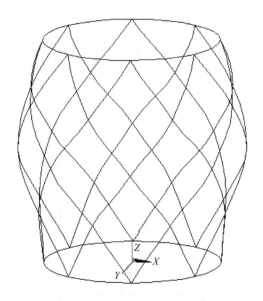

图 8-9　Ⅱ型点阵圆筒的变形图

III型点阵圆筒结构在承受轴向压缩载荷下的轴向应力图如图8-10所示，与 I 型点阵圆筒相似，环向肋条主要承受拉应力，螺旋向肋条主要承受压应力，其最大拉应力为 2.81MPa，最大压应力为 5.9MPa。III型点阵圆筒沿肋条方向的剪力图如图 8-11 所示，中间环向肋条处出现最大剪力值，为 99.2317N，在肋条交叉附近的环向肋条与螺旋向肋条均出现了比较大的剪力值及应力值（图 8-10、图 8-11），所以失效主要集中在交叉点附近，III型点阵圆筒发生整体屈曲的原因可能是与 I 型结构相比，纤维杆件的长细比加大，最大受力处集中在中间层的肋条交叉点附近，环向肋条的约束有限，螺旋向肋条长细比较大，变为细长梁。

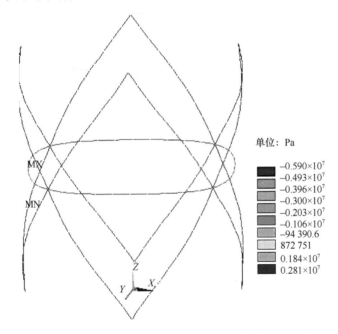

单位: Pa

- −0.590×10^7
- −0.493×10^7
- −0.396×10^7
- −0.300×10^7
- −0.203×10^7
- −0.106×10^7
- −94 390.6
- 872 751
- 0.184×10^7
- 0.281×10^7

图 8-10 III型点阵圆筒的轴向应力（彩图请扫封底二维码）
MX: 最大应力；MN: 最小应力

8.1.3.3 3 种构型点阵圆筒的分析对比

I 型、II型和III型的性能分析对比如表 8-2 所示，II型点阵圆筒结构与 I 型点阵圆筒相比，整体构型相似，缺少环向肋条，承载力下降了 69%，说明环向肋条的存在对于承载力的提高很重要，结构在受力过程中，通过环向肋条将承载力传递给螺旋向肋条[16]。III型点阵圆筒相比于 I 型点阵圆筒，主要是纤维杆件的长细比增大了 2 倍，承载力下降了 80%，说明对于组成点阵圆筒的纤维杆件来说，合理的长细比设计至关重要。I 型点阵圆筒结构的刚度分别为 II型结构的 5.3 倍、III型结构的 7 倍，故 3 种构型的结构中，I 型点阵圆筒的设计最优，其比载荷达到

82.81N/g，该值大于张昌天采用玻璃纤维和碳纤维制备的所有点阵圆筒结构的比载荷值（25.32N/g）[78]，说明天然纤维点阵结构如果选择合适的参数、构型设计，其力学性能在一些应用中可以代替碳纤维、玻璃纤维等合成纤维点阵圆筒[125]。

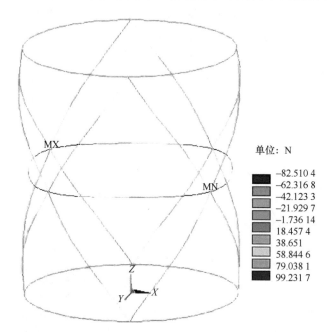

图 8-11　Ⅲ型点阵圆筒的剪力图（彩图请扫封底二维码）
MX：最大剪力；MN：最小剪力

表 8-2　3 种构型点阵圆筒的性能对比

构型	最大载荷（N）	质量（g）	比载荷（N/g）	刚度（kN/mm）
Ⅰ	10 442	126.1	82.81	4.91
Ⅱ	3 197	80.5	39.71	0.93
Ⅲ	2 078	63.7	32.62	0.70

8.2　圆筒层数对菠萝叶纤维点阵圆筒结构平压性能的影响

8.2.1　不同层数点阵圆筒的制备

8.2.1.1　不同层数点阵圆筒的设计

为探索圆筒层数对菠萝叶纤维点阵圆筒结构平压性能的影响，本节设计了 3 种层数的点阵圆筒，分别为三层、四层和五层，胞元构型均为正三角形。3 种圆筒层数的点阵结构中，四层点阵圆筒结构的尺寸设计与 8.1.1.2 中Ⅰ型（小三角形构型）点阵圆筒的设计相同，3 种不同层数点阵圆筒的尺寸设计表如表 8-3 所示。

表 8-3　不同层数点阵圆筒的尺寸设计

层数	D（mm）	φ（°）	a（mm）	L（mm）	b（mm）	t（mm）
三	100	30	27.2	86.6	5	10
四	100	30	27.2	113.8	5	10
五	100	30	27.2	141.0	5	10

注：D 为圆筒外径；φ 为缠绕角；a 为肋条间距；L 为圆筒高度；b 为肋条宽度；t 为肋条厚度。

8.2.1.2　制备工艺

3 种层数的点阵圆筒结构的制备工艺与 6.1.4 中菠萝叶纤维点阵圆筒的制备工艺相似，只是缠绕的层数不同，此处由于四层点阵圆筒与 8.1.1.2 中Ⅰ型点阵圆筒相同，故不重新制备。制成的不同层数的点阵圆筒如图 8-12 所示。

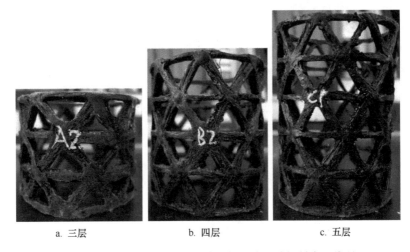

a. 三层　　　　　　　b. 四层　　　　　　　c. 五层

图 8-12　制成的不同层数的点阵圆筒（彩图请扫封底二维码）

8.2.2　试验方法

8.2.2.1　轴向压缩测试

将制备好的 3 种不同层数的菠萝叶纤维点阵圆筒结构放在万能力学试验机上进行轴向压缩测试，加载速率为 2mm/min。

8.2.2.2　有限元模型

不同层数菠萝叶纤维点阵圆筒结构的有限元模型与 8.1.2.2 中不同构型点阵圆

筒的模型相似，具有相同的单元类型、约束条件、加载条件及材料参数。

8.2.3　结果与讨论

8.2.3.1　轴向压缩测试

三层点阵圆筒结构的轴向压缩载荷-位移曲线图如图 8-13 中 a 所示，主要分为线性阶段和锯齿形下降阶段。结构承载初期，纤维杆处于弹性范围内，载荷-位移曲线线性增加，载荷达到 2200N 左右时，开始听到噼啪声。载荷上升到约 4100N 时，曲线开始进入锯齿形上升阶段，声音越来越大，靠近交叉点处螺旋向肋条出现分层、断裂（图 7-6），达到峰值载荷后，曲线呈锯齿形下降。

四层点阵圆筒与 8.1.1.2 中 I 型点阵圆筒相同，其轴向压缩载荷-位移曲线图如图 8-13 中 b 所示，详细的力学分析在 8.1.3.1 中有介绍，故此处不重复介绍。

五层点阵圆筒结构的轴向压缩载荷-位移曲线图如图 8-13 中 c 所示，主要分为线性阶段、屈服阶段与载荷下降阶段。承载初期，曲线线性增加，当载荷达到约 2000N 时，开始听到细小的声音，之后声音持续。进入平台阶段后，上下端面的螺旋向肋条出现分层（图 7-6），这说明点阵圆筒结构上下端面的肋条质量相对较差，所以结构在脱模之后，先截去上下端面。载荷达到峰值之后，曲线开始下降。

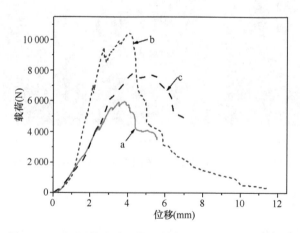

图 8-13　不同层数点阵圆筒的轴向压缩载荷-位移曲线图
a. 三层；b. 四层；c. 五层

8.2.3.2　有限元分析

三层点阵圆筒结构在承受轴向压缩载荷下的轴向应力图如图 8-14 所示，环向肋条主要承受拉应力，最大拉应力值为 5.09MPa；螺旋向肋条主要承受压应力，最大压应力值为 10.4MPa。三层点阵圆筒的剪力图如图 8-15 所示,除上下端面外,环向肋条均出现了最大剪力值(79.8051N),且出现在靠近交叉点的环向肋条处。三层点阵圆筒的轴向位移图如图 8-16 所示,在 5950N 的载荷作用下,最大轴向位移发生在上端面,为 1.425mm。

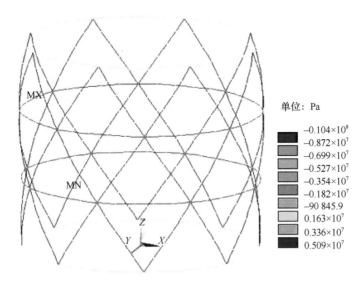

单位:Pa

- -0.104×10^8
- -0.872×10^7
- -0.699×10^7
- -0.527×10^7
- -0.354×10^7
- -0.182×10^7
- $-90\,845.9$
- 0.163×10^7
- 0.336×10^7
- 0.509×10^7

图 8-14　三层点阵圆筒的轴向应力(彩图请扫封底二维码)
MX:最大应力;MN:最小应力

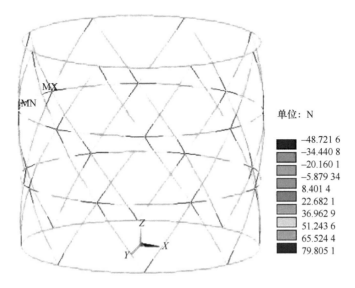

单位:N

- $-48.721\,6$
- $-34.440\,8$
- $-20.160\,1$
- $-5.879\,34$
- $8.401\,4$
- $22.682\,1$
- $36.962\,9$
- $51.243\,6$
- $65.524\,4$
- $79.805\,1$

图 8-15　三层点阵圆筒的剪力图(彩图请扫封底二维码)
MX:最大剪力;MN:最小剪力

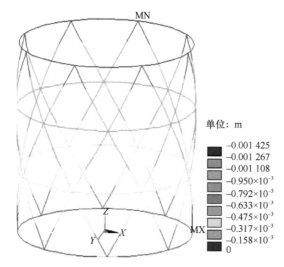

图 8-16　三层点阵圆筒的轴向位移（彩图请扫封底二维码）
MX：最大位移；MN：最小位移

　　四层点阵圆筒结构与 8.1.1.2 中Ⅰ型点阵圆筒结构相同，在轴向压缩载荷下，其轴向应力图和沿肋条方向的剪力图与 8.1.3.2 中相同，详细的有限元分析在 8.1.3.2 中有介绍，故此处不重复介绍。四层点阵圆筒的轴向位移图如图 8-17 所示，在 10 442N 的载荷作用下，最大轴向位移发生在上端面，为 2.693mm。

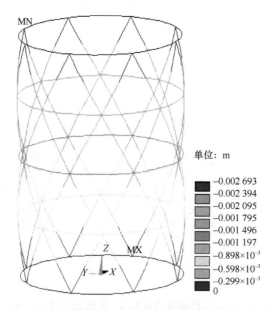

图 8-17　四层点阵圆筒的轴向位移（彩图请扫封底二维码）
MX：最大位移；MN：最小位移

五层点阵圆筒结构在承受轴向压缩载荷下的轴向应力图如图 8-18 所示,环向肋条的最大拉应力为 6.66MPa,螺旋向肋条的最大压应力为 13.7MPa。五层点阵圆筒结构的剪力图如图 8-19 所示,与三层、四层点阵圆筒的剪力图相似,最大剪力值出现在环向肋条靠近交叉点处,五层圆筒的最大剪力值为 104.435N。五层点阵圆筒的轴向位移图如图 8-20 所示,在 7796N 的载荷作用下,最大轴向位移发生在上端面,为 3.179mm。

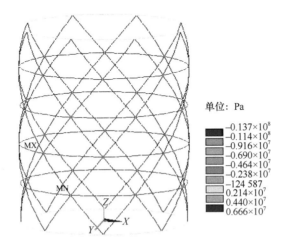

单位:Pa

- -0.137×10^8
- -0.114×10^8
- -0.916×10^7
- -0.690×10^7
- -0.464×10^7
- -0.238×10^7
- $-124\,587$
- 0.214×10^7
- 0.440×10^7
- 0.666×10^7

图 8-18　五层点阵圆筒的轴向应力(彩图请扫封底二维码)
MX:最大应力;MN:最小应力

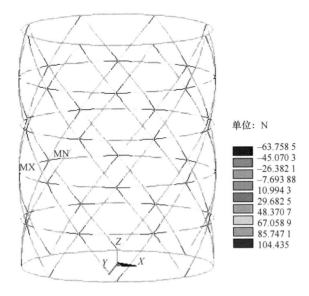

单位:N

- $-63.758\,5$
- $-45.070\,3$
- $-26.382\,1$
- $-7.693\,88$
- $10.994\,3$
- $29.682\,5$
- $48.370\,7$
- $67.058\,9$
- $85.747\,1$
- 104.435

图 8-19　五层点阵圆筒的剪力图(彩图请扫封底二维码)
MX:最大剪力;MN:最小剪力

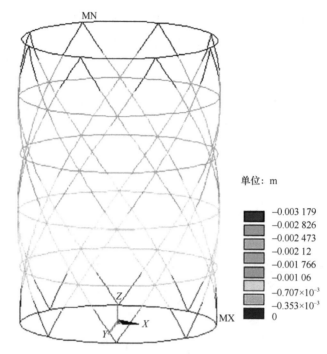

单位：m

■	−0.003 179
■	−0.002 826
■	−0.002 473
■	−0.002 12
■	−0.001 766
■	−0.001 06
■	−0.707×10⁻³
■	−0.353×10⁻³
■	0

图 8-20 五层点阵圆筒的轴向位移（彩图请扫封底二维码）

MN：最小位移；MX：最大位移

8.2.3.3 3 种层数点阵圆筒的分析对比

三层、四层和五层点阵圆筒的性能对比如表 8-4 所示，三层点阵圆筒结构与四层相比，最大载荷下降了接近 1/2，但由于其总质量有所降低，比载荷为 78.19N/g，略微低于四层点阵圆筒结构的比载荷 82.81N/g，说明三层与四层点阵圆筒结构的设计比较合理，均可以使结构尽可能地承载。五层点阵圆筒的比载荷相比于三层、四层分别下降了 16.9%、21.5%，五层点阵圆筒结构的力学性能并没有得到充分发挥，主要是因为结构上下端面的材料性质相对较差，在承载的过程中，上下端面的螺旋形肋条出现分层，使结构丧失了承载力。三层点阵圆筒的刚度与五层基本相同，但均小于四层点阵圆筒。有限元分析中，3 种结构的轴向应力云图、剪力图和轴向位移图基本相似，但具体大小存在差异，说明 3 种结构的破坏形式基本

表 8-4 3 种层数点阵圆筒的性能对比

层数	最大载荷（N）	质量（g）	比载荷（N/g）	刚度（kN/mm）
三	5 950	76.1	78.19	2.00
四	10 442	126.1	82.81	4.91
五	7 796	120.0	64.97	2.62

相同，但试验测试中，五层结构的破坏与有限元分析存在差异，主要是由于试验测试中存在一些试验误差。综上所述，从比载荷与刚度角度出发，四层点阵圆筒结构的设计最优。

8.3 小　　结

本章探索了不同胞元构型、不同层数对菠萝叶纤维点阵圆筒结构平压性能的影响，为结构的设计提供了参考。

首先，对菠萝叶纤维点阵圆筒结构的胞元构型及具体的尺寸参数进行了设计，制备了点阵圆筒结构，通过轴向压缩试验与有限元分析方法探索了不同胞元构型对点阵圆筒结构平压性能的影响，结果表明：Ⅱ型点阵圆筒与Ⅰ型点阵圆筒相比，缺少环向肋条，在加载过程中，结构整体屈曲为"鼓形"，说明环向肋条的存在可以固定约束螺旋向肋条，防止其向内或向外弯曲；Ⅱ型点阵圆筒与Ⅰ型点阵圆筒相比，承载力下降了 69%，刚度不足Ⅰ型结构的 1/5，说明拉伸主导型结构具有更高的质量效率；Ⅲ型点阵圆筒相比于Ⅰ型点阵圆筒，纤维杆件的长细比增大了 2 倍，承载力下降了 80%，刚度降到Ⅰ型结构的 1/7，同时结构出现了整体屈曲，说明对于植物纤维圆筒结构来说，选择合适大小的肋条长细比很重要。

其次，设计制备了不同层数的菠萝叶纤维点阵圆筒结构，通过试验测试与有限元方法探索了不同层数对点阵圆筒结构平压性能的影响，结果表明：三层点阵圆筒结构的承载力最小，但其比载荷与四层相近，说明三层与四层点阵圆筒的力学性能得到了充分发挥；五层结构相比于三层、四层，比载荷下降，主要是由于结构上下端面的性能较差，在承载的过程中，提早发生破坏；3 种不同层数点阵圆筒的有限元分析结果类似，说明从理论上讲，三角形胞元与本章中各种构型的尺寸设计比较合理，可以尽可能地承载；三层与五层点阵圆筒结构的刚度相近，均小于四层点阵圆筒结构；从轻质高强角度出发，四层菠萝叶纤维点阵圆筒结构的设计最优。

9 菠萝叶纤维/玻璃纤维夹芯点阵圆筒结构的平压性能分析

本章采用菠萝叶纤维和玻璃纤维作为增强体，以酚醛树脂和改性环氧树脂为基体，采用一体成型的缠绕法以不同的夹芯组坯方式制备点阵圆筒结构，探索不同的组坯方式对制备的点阵圆筒结构平压性能的影响。夹芯点阵圆筒结构可以近似看作由多层圆筒结构嵌套黏合而成，从理想的角度出发，夹芯点阵圆筒结构的每一层圆筒均可单独承载，当结构整体承载时，圆筒间的界面黏合首先被破坏，之后圆筒层作为结构件进行承载，这种结构设计可以使结构的安全性得到提升，适合用于建筑等民用领域。

9.1 菠萝叶纤维/玻璃纤维夹芯点阵圆筒结构的制备

9.1.1 菠萝叶纤维/玻璃纤维夹芯点阵圆筒结构的设计

前面的章节中已经探索了菠萝叶纤维点阵圆筒结构的平压性能，以及不同参数的改变对点阵圆筒平压性能的影响，经过分析发现，正三角形胞元构型、四层圆筒设计的性能最优，故本章的菠萝叶纤维/玻璃纤维夹芯点阵圆筒的尺寸设计与第 7 章中菠萝叶纤维点阵圆筒的设计相同，圆筒外径为 100mm，缠绕角为 30°，肋条间距为 27.2mm，圆筒高度为 113.8mm，肋条宽度为 5mm，肋条厚度为 10mm。

为了探索夹芯组坯方式对点阵圆筒结构平压性能的影响，本章设计了 3 种组坯方式来形成肋条，按照纤维肋条的厚度进行等分，分别为菠萝叶纤维（P）与玻璃纤维（G）交替铺层，即 $(PG)_n$ 结构；菠萝叶纤维分为两份铺在外侧，即 PGP 结构；玻璃纤维分为两份铺在外侧，即 GPG 结构，肋条的组坯方式如图 9-1 所示。

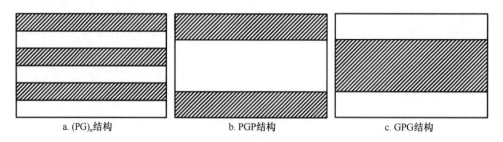

a. $(PG)_n$ 结构   b. PGP 结构   c. GPG 结构

图 9-1 肋条的组坯方式

9.1.2　设计理念

对于结构材料来说，从安全角度出发，一旦结构失效破坏，便认为结构不可再利用。此时，结构材料的性能可能并未得到充分发挥，直接改用新的结构材料，会在一定程度上造成资源浪费、金钱浪费、时间浪费与精力浪费等。同时，作为结构材料在使用的过程中，当出现裂缝等失效问题时，人们肉眼可能看不到，即使人们觉察到建筑物出现了裂缝等现象，由于人们对结构材料安全可靠性知识的欠缺，可能不能及时注意到潜在的危险。如果尝试将多个可以独立承载的结构组合形成一个结构，在承载的过程中，其中一种结构率先失效破坏，而其他结构并不受影响，可以继续承载，直到所有的结构均失效破坏。这样，结构材料的安全可靠性可以大幅度提高。

以图 9-2 为例，结构 A、结构 B 和结构 C 可以独立承载，将 3 个结构嵌套组合成一个结构，即结构 D，受轴向压缩载荷时，结构 A 最先受力，假设结构 A 最先失去承载力，而该过程对结构 B 和结构 C 的性能基本没有造成影响，则结构

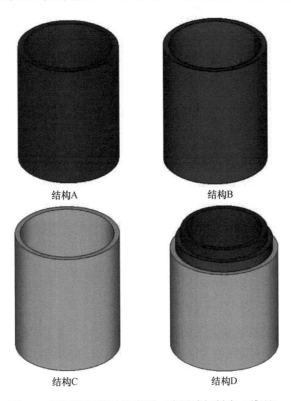

结构A　　　　　　　　　结构B

结构C　　　　　　　　　结构D

图 9-2　不同的圆筒结构类型（彩图请扫封底二维码）

并未完全失效，可以由结构 B 来继续承载，直到结构 C 也出现失效。这种结构可以称为"多重结构"，即结构在设计的过程中包含了多重的防御体系，结构不会因为某一构件失效破坏而丧失承载力。当该构件失效破坏后，结构失去一重防御，会以新的结构继续进行承载，直到所有的防御体系都失效破坏。多重结构发生的第一次破坏称为"一次失效"，若发生第二次破坏则称为"二次失效"，等等。

在提出"多重结构"的概念后，本章点阵圆筒结构采用夹芯组坯的方式进行设计，如图 9-3 所示，可以近似看作一层一层圆筒结构进行嵌套黏结而成，从理想的角度出发，该结构与结构 D 相似，均由多个独立结构组成。

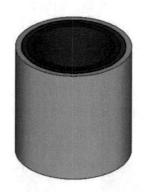

图 9-3　点阵结构多重设计

9.1.3　制备工艺

9.1.3.1　试验材料

菠萝叶纤维购买于中国热带农业科学院农业机械研究所，需要进行手工分散与接长备用；玻璃纤维缠绕纱购买于山东玻纤集团股份有限公司，无碱无捻粗纱，2400tex，长丝束；酚醛树脂购买于北京太尔化工有限公司；改性环氧树脂购买于黑龙江石化院，用于浸渍纤维，黏度较小；丙酮购买于天津市光复精细化工研究所；硅油购买于天津市光复精细化工研究所；圆柱体金属芯模加工于哈尔滨工业大学机械加工车间；硅橡胶模采用 6.1.3 中制备好的模具。

9.1.3.2　制备方法

菠萝叶纤维/玻璃纤维夹芯点阵圆筒的制备工艺与 6.1.4 中菠萝叶纤维点阵圆筒的制备工艺相似，这里不重复叙述。对于菠萝叶纤维/玻璃纤维夹芯点阵圆筒结构，纤维缠绕前，菠萝叶纤维和玻璃纤维分别浸渍酚醛树脂与改性环氧树脂。对于 $(PG)_n$ 结构，菠萝叶纤维与玻璃纤维交替缠绕，直到填满凹槽；对于 PGP 结构，首先在内侧缠绕菠萝叶纤维，其次在中间层缠绕玻璃纤维，最后在外侧缠绕菠萝叶纤维；对于 GPG 结构，首先在内侧缠绕玻璃纤维，其次在中间层缠绕菠萝叶纤维，最后在外侧缠绕玻璃纤维。制成的 3 种夹芯点阵圆筒如图 9-4 所示。

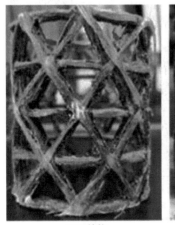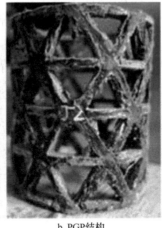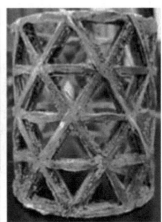

a. (PG)ₙ结构　　　　　　b. PGP结构　　　　　　c. GPG结构

图 9-4　制成的夹芯点阵圆筒（彩图请扫封底二维码）

9.2　菠萝叶纤维/玻璃纤维夹芯点阵圆筒结构的平压测试

9.2.1　性能测试

将制备好的 3 种夹芯点阵圆筒结构的上下端面打磨平整，防止轴向压缩时因受到的承载力不是均布力而影响试验结果。参考国家标准《夹层结构或芯子平压性能试验方法》（GB/T 1453—2005）[126]，将不同组坯方式的各试件分别放在万能力学试验机下进行轴向压缩测试，加载速率为 2mm/min。

9.2.2　结果与讨论

9.2.2.1　(PG)ₙ 夹芯点阵圆筒

(PG)ₙ 夹芯点阵圆筒的轴向压缩载荷-位移曲线图如图 9-5 中 a 所示，主要分为 3 个阶段：上升阶段、平台阶段和曲线下降阶段。承载初期，载荷随着位移的增大而增大，在载荷接近 1000N 时，开始听到噼啪声，并有一些小的颗粒掉落下来，故在上升阶段出现一些小的波动，主要是由纤维杆中的基体与增强材料间出现的裂缝引起的。进入平台阶段之后，声音持续，靠近交叉点处的环向纤维杆件出现分层，进而引起整根环向肋条的最外层玻璃纤维分层，如图 9-6 所示，但结构仍可以继续承载，承载力先下降后上升，最终达到峰值载荷后，随着分层的加重，承载力缓慢下降。载荷进入平台阶段后，载荷-位移曲线呈现先下降后上升的现象，主要是因为承载初期，$(PG)_n$ 夹芯点阵圆筒以一个整体结构进行承载，当环向肋条的最外层玻璃纤维逐渐开始出现分层时，结构的承载力开始下降，当最外层玻璃纤维的分层结束后，结构会以新的形式，即本来就不曾缠绕该层的环向纤维作为一个整体，重新加载承压，所以承载力之后出现上升趋势，该现象类似于 Jin 等对木质基点阵夹芯结构弯曲试件的测试现象，芯子拔出会减低结构的承载力，但没有该芯子，结构依然可以作为整体承载，所以之后承载力提升[38]。$(PG)_n$ 夹芯点阵圆筒结构的设计是从"多重结构"出发，其失效过程类似于"一次失效"，但结构并未完全实现"多次失效"，故为了实现"多重结构"，对该结构的设计有待进一步探索。

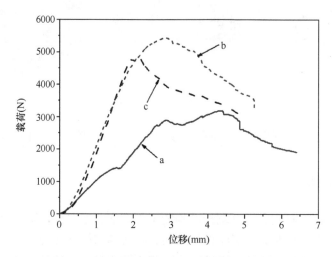

图 9-5　夹芯点阵圆筒的轴向压缩载荷-位移曲线图
a. $(PG)_n$ 结构；b. PGP 结构；c. GPG 结构

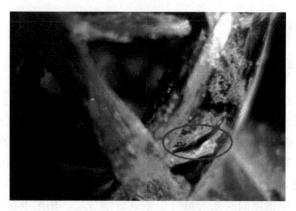

图 9-6　$(PG)_n$ 夹芯点阵圆筒的破坏形式——分层（彩图请扫封底二维码）

9.2.2.2 PGP 夹芯点阵圆筒

PGP 夹芯点阵圆筒的轴向压缩载荷-位移曲线图如图 9-5 中 b 所示，主要分为两个阶段：线性阶段和载荷下降阶段。结构承载初期，载荷随着位移的增大而呈线性增大，可以认为其构成圆筒的环向及螺旋向肋条均处于弹性范围内。在压缩载荷达到 1500N 时，开始听到噼啪声，之后声音持续。随着载荷的增加，螺旋向肋条在肋条交叉区域附近发生弯折现象，进而引起肋条的玻璃纤维与菠萝叶纤维间出现分层，如图 9-7 所示，主要由于肋条交叉附近为树脂汇集区，在制备过程中，该部分与肋条中部和交叉点相比，压实的作用最小[77]。之后承载力缓慢下降。PGP 夹芯点阵圆筒结构的破坏过程没有实现"多次失效"，所以对该结构的设计有待进一步探索。

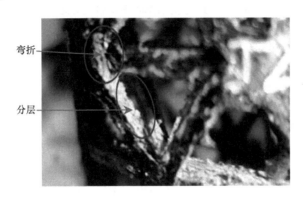

图 9-7　PGP 夹芯点阵圆筒的破坏形式——弯折和分层（彩图请扫封底二维码）

9.2.2.3 GPG 夹芯点阵圆筒

GPG 夹芯点阵圆筒的轴向压缩载荷-位移曲线图如图 9-5 中 c 所示，主要分为两个阶段：线性阶段和载荷下降阶段。结构承载初期，载荷到 1300N 时开始听到噼啪声，之后声音持续，主要是由菠萝叶纤维与酚醛树脂基体、玻璃纤维与环氧树脂基体，以及树脂基体间微裂缝的产生导致的。之后载荷达到峰值，螺旋向肋条靠近交叉点处出现分层，进而分层扩大到整根螺旋向肋条，如图 9-8 所示，最外层的玻璃纤维剥落，承载力迅速下降。GPG 夹芯点阵圆筒结构的设计未实现"多重结构"，需要进一步探索。

9.2.2.4 夹芯结构的性能对比

(PG)$_n$、PGP 和 GPG 夹芯点阵圆筒的性能对比如表 9-1 所示，从最大承载力的角度出发，PGP 结构与 GPG 结构相差不大，但 PGP 结构性能较好，(PG)$_n$ 结构

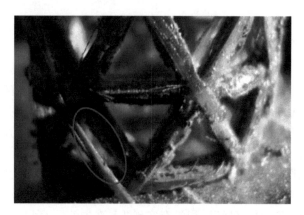

图 9-8　GPG 夹芯点阵圆筒的破坏形式——分层（彩图请扫封底二维码）

表 9-1　3 种夹芯点阵圆筒的性能对比

组坯方式	最大载荷（N）	质量（g）	比载荷（N/g）	刚度（kN/mm）
$(PG)_n$	3193	124.6	25.63	1.04
PGP	5441	122.8	44.31	2.74
GPG	4708	141.8	33.20	3.09

最差。造成这种现象的主要原因是 PGP 结构与 GPG 结构中菠萝叶纤维和玻璃纤维间的界面结合层数相同，均为 2 层；而$(PG)_n$结构的界面结合层数相对较多，为 5 层，力学性能偏低。该现象与魏延霞[32]制备的玻璃纤维增强复合型圆筒 LVL 的顺纹抗压强度结果相似，随着玻璃纤维层数的增多，抗压强度逐渐下降，说明对于夹芯结构来说，界面结合层数越少，力学性能越好，可以适当地采取改性措施来提升界面间的结合性，从而提高结构的承载力。从刚度的角度出发，GPG 结构的性能最好，PGP 结构次之，$(PG)_n$结构最差；从比载荷的角度出发，PGP 结构的性能最好，GPG 结构次之，$(PG)_n$结构最差。结构$(PG)_n$无论从强度还是从刚度角度出发，各项性能均较差，说明$(PG)_n$结构的构造从抗压角度来讲，不如 PGP 结构和 GPG 结构有优势。PGP 结构的刚度略小于 GPG 结构，相比于 GPG 结构降低了 11.3%，但其比载荷提升了 33.5%，故从结构轻质高强的角度出发，PGP 结构的设计最优，其次为 GPG 结构。3 种夹芯点阵圆筒结构的比载荷均大于张昌天采用玻璃纤维双股缠绕制备的点阵圆筒结构的比载荷 25.32N/g[78]，说明这 3 种夹芯点阵圆筒有潜力作为建筑材料使用，但相比于第 7 章中单一的菠萝叶纤维点阵圆筒结构，比载荷有所下降，说明夹芯结构的设计降低了结构的承载力。

9.2.2.5　夹芯点阵圆筒的破坏分析

采用有限元模型可以预测$(PG)_n$、PGP 和 GPG 3 种夹芯点阵圆筒结构的失效部位。对于$(PG)_n$、PGP 和 GPG 3 种夹芯点阵圆筒结构来说，3 种结构除组坯方式不同外，其他均相同，包括结构构型、尺寸参数等。3 种结构的组坯方式不同，反映在有限元模型上，即材料参数的不同。此处，重点分析结构的破坏部位，而不是对结构受力的真实情况进行模拟，故对于有限元的计算结果，分析比较最大受力点即可预测 3 种结构的失效部位。由于(PG)$_n$、PGP 和 GPG 3 种夹芯点阵圆筒结构的胞元构型、层数与第 8 章中Ⅰ型点阵圆筒结构相同，故此处以Ⅰ型点阵圆筒结构的有限元分析结果作为参考。

参考Ⅰ型点阵圆筒结构的轴向应力图及剪力图（图 8-6、图 8-7），在肋条交叉附近的环向肋条和螺旋向肋条均出现了比较大的应力值与剪力值，故失效主要集中在交叉点附近。(PG)$_n$夹芯点阵圆筒的失效是由靠近交叉点处的环向纤维杆件分层引起的整根环向肋条的分层；PGP 夹芯点阵圆筒的失效是由靠近交叉点处的螺旋向肋条发生弯折引起的螺旋向肋条的分层；GPG 夹芯点阵圆筒的失效是由靠近交叉点处螺旋向肋条分层引起的整根螺旋向肋条的分层，3 种夹芯点阵圆筒的失效部位与有限元分析结果相吻合。

(PG)$_n$结构、PGP 结构和 GPG 结构夹芯点阵圆筒在承载过程中，点阵肋条均出现了分层现象，包括玻璃纤维层与菠萝叶纤维层间胶接界面的分层［(PG)$_n$与 PGP 结构］、玻璃纤维与玻璃纤维层间的分层（GPG 结构）。玻璃纤维层和菠萝叶纤维层间的交界面处与纯玻璃纤维层及纯菠萝叶纤维层相比，界面结合更加复杂，此处的基体材料包括酚醛树脂与改性环氧树脂，增强材料包括菠萝叶纤维与玻璃纤维，由于材料性质的不同，在承载过程中，界面两侧的玻璃纤维层与菠萝叶纤维层受力后的变形不均等，故在界面处会形成应力集中的现象，从而导致界面间分层的出现。对于玻璃纤维层来说，其基体材料为改性环氧树脂，由于玻璃纤维需要浸渍环氧树脂，故购买的改性环氧树脂黏度偏小，黏结效果不是很好，故在玻璃纤维层间出现了分层。

9.3 小　结

本研究采用纤维缠绕工艺首次制备了 3 种天然纤维与玻璃纤维夹芯组坯的点阵圆筒结构，并进一步通过轴向压缩试验测试探索了 3 种结构的平压性能。通过试验分析发现，(PG)$_n$结构的最大承载力为 3193N，PGP 结构为 5441N［是(PG)$_n$的 1.7 倍］，GPG 结构为 4708N［是(PG)$_n$的 1.5 倍］；(PG)$_n$结构的刚度为 1.04kN/mm，PGP 结构为 2.74kN/mm［是(PG)$_n$的 2.63 倍］，GPG 结构为 3.09kN/mm［是(PG)$_n$的 2.97 倍］，说明(PG)$_n$结构的平压性能不如 PGP 结构和 GPG 结构有优势。PGP 夹芯点阵圆筒结构相比于 GPG 结构，刚度下降了 11.3%，比载荷提升了 33.5%，说明从轻质高强的角度出发，PGP 夹芯点阵圆筒结构的设计最优。(PG)$_n$、PGP 和 GPG 夹芯点阵圆筒的破坏部位与有限元分析结果相似，发生在肋条交叉附近的环向或螺旋向肋条，3 种结构的破坏形式均出现了分层，说明菠萝叶纤维与玻璃纤维间的界面结合性比较差；3 种夹芯点阵圆筒结构的比载荷均大于张昌天采用玻璃纤维双股缠绕制备的点阵圆筒结构的比载荷 25.32N/g[78]，说明(PG)$_n$、PGP 和 GPG 夹芯点阵圆筒可以作为建筑材料使用。对于夹芯点阵圆筒结构，从提升结构整体力学性能的角度出发，可以对菠萝叶纤维层与玻璃纤维层进行改性处理，提升界面间的结合力；(PG)$_n$、PGP 和 GPG 夹芯点阵圆筒可以近似看作由一层一层圆筒进行嵌套黏结而成，该结构的设计从理想的角度出发，可以实现一层一层地破坏，即出现破坏之后，结构不会立即失效，而是可以进一步承载；进而提出了"多重结构"与"一次失效"的概念，(PG)$_n$结构的破坏现象与"多重结构"相似，但仍未出现"多重结构"应有的"多次失效"现象。

参 考 文 献

[1] 阙泽利, 杨玲, 王菲彬, 等. 导孔直径对木结构用规格材握螺钉力性能的影响[J]. 西北林学院学报, 2014, 30(5): 195-198.

[2] 朱晓东, 何鑫魏, 刘玉. GFRP 加固木结构规格材抗弯力学性能及可靠性研究[J]. 西北林学院学报, 2014, 30(5): 181-185.

[3] 李坚. 生物质复合材料学[M]. 北京: 科学出版社, 2008: 1-12.

[4] 谭秀凤. 中国木材供需预测模型及发展趋势研究[D]. 北京: 中国林业科学研究院博士学位论文, 2011.

[5] 沈北灵. 我国木材进口分析[J]. 林产工业, 2004, 31(6): 6-9.

[6] 刘莹. 我国进口北美木材现状与发展趋势研究[D]. 北京: 中国林业科学研究院硕士学位论文, 2015.

[7] 方岱宁, 张一慧, 崔晓东. 轻质点阵材料力学与多功能设计[M]. 北京: 科学出版社, 2009: 1-16.

[8] Ashby M F, Evans A G, Fleck N A, et al. Metal Foams: A Design Guide[M]. Oxford: Butterworth Heinemann, 2000: 1-5.

[9] Deshpande V S, Ashby M F, Fleck N A. Foam topology: bending versus stretching dominated architectures[J]. Acta Materialia, 2001, 49(6): 1035-1040.

[10] Wang B, Wu L Z, Jin X, et al. Experimental investigation of 3D sandwich structure with core reinforced by composite columns[J]. Materials & Design, 2010, 31(5): 158-165.

[11] Xiong J, Ma L, Wu L Z, et al. Fabrication and crushing behavior of low density carbon fiber composite pyramidal truss structures[J]. Composite Structures, 2010, 92(11): 2695-2702.

[12] Wang B, Wu L Z, Ma L, et al. Fabrication and testing of carbon fiber reinforced truss core sandwich panels[J]. Journal of Materials Science & Technology, 2009, 25(4): 547-550.

[13] Li M, Wu L Z, Ma L, et al. Mechanical response of all-composite pyramidal lattice truss core sandwich structures[J]. Journal of Materials Science & Technology, 2011, 27(6): 570-576.

[14] Zhang G, Ma L, Wang B, et al. Mechanical behaviour of CFRP sandwich structures with tetrahedral lattice truss cores[J]. Composite Part B (Engineering), 2012, 43(2): 471-476.

[15] Li W X, Sun F F, Wang P, et al. A novel carbon fiber reinforced lattice truss sandwich cylinder: fabrication and experiments[J]. Composites Part A: Applied Science and Manufacturing, 2016, 81: 313-322.

[16] Kim T D. Fabrication and testing of composite isogrid stiffened cylinder[J]. Composite Structures, 1999, 45(1): 1-6.

[17] Finnegan K, Kooistra G, Wadley H N G, et al. The compressive response of carbon fiber composite pyramidal truss sandwich cores[J]. International Journal of Materials Research, 2007, 98: 1264-1272.

[18] Evans A G, Hutchinson J W, Fleck N A, et al. The topological design of multifunctional cellular metals[J]. Progress in Materials Science, 2001, 46(3-4): 309-327.

[19] Wallach J C, Gibson L J. Mechanical behavior of a three-dimensional truss material[J].

International Journal of Solids and Structures, 2001, 38(40-41): 7181-7196.

[20] 吴林志, 熊健, 马力, 等. 新型复合材料点阵结构的研究进展[J]. 力学进展, 2012, 42(1): 41-67.

[21] Wadley H N G. Multifunctional periodic cellular metals[J]. Philosophical Transactions of the Royal Society A, 2006, 364: 31-68.

[22] Sypeck D J, Wadley H N G. Multifunctional microtruss laminates: textile synthesis and properties[J]. Journal of Materials Research, 2001, 16(3): 890-897.

[23] Wadley H N G, Fleck N A, Evans A G. Fabrication and structural performance of periodic cellular metal sandwich structures[J]. Composites Science and Technology, 2003, 63(16): 2331-2343.

[24] Lee B K, Kang K J. A parametric study on compressive characteristics of Wire-woven bulk Kagome truss cores[J]. Composite Structures, 2010, 92(2): 445-453.

[25] Queheillalt D T, Murty Y, Wadley H N G. Mechanical properties of an extruded pyramidal lattice truss sandwich structure[J]. Scripta Materialia, 2008, 58(1): 76-79.

[26] Fan H L, Meng F H, Yang W. Sandwich panels with Kagome lattice cores reinforced by carbon fibers[J]. Composite Structures, 2007, 81(4): 533-539.

[27] Han D Y, Tsai S W. Interlocked composite grids design and manufacturing[J]. Journal of Composite Materials, 2003, 37(4): 287-316.

[28] Vasiliev V V, Barynin V A, Rasin A F. Anisogrid lattice structures-survey of development and application[J]. Composite Structures, 2001, 54: 361-370.

[29] Fan H L, Meng F H, Yang W. Mechanical behaviors and bending effects of carbon fiber reinforced lattice materials[J]. Archive of Applied Mechanics, 2006, 75(10-12): 635-647.

[30] Wang B, Wu L, Ma L, et al. Mechanical behavior of the sandwich structures with carbon fiber-reinforced pyramidal lattice truss core[J]. Materials & Design, 2010, 31(5): 2659-2663.

[31] 山内秀文. 圆筒形单板层集材的开发与应用[J]. 人造板通讯, 2003, (3): 6-9.

[32] 魏延霞. 玻璃纤维增强圆筒形单板层积材的性能研究[D]. 哈尔滨: 东北林业大学硕士学位论文, 2005.

[33] 罗志华. 胶合空心木柱的工艺及CFRP加固性能研究[D]. 南京: 南京林业大学硕士学位论文, 2014.

[34] 陈银慧, 胡瑾, 孙友富, 等. 胶合空心木柱结构设计与制造工艺[J]. 林业机械与木工设备, 2014, 42(9): 33-36.

[35] Meekum U, Wangkheeree W. Manufacturing of lightweight sandwich structure engineered wood reinforced with fiber glass: selection of core materials using hybridized natural/engineered fibers[J]. Bioresources, 2016, 11(3): 7608-7623.

[36] Li J H, Hunt J F, Gong S Q, et al. High strength wood-based sandwich panels reinforced with fiberglass and foam[J]. Bioresources, 2014, 9(2): 1898-1913.

[37] 张利. 典型生物质复合材料性能与结构的优化及可靠性分析[D]. 哈尔滨: 东北林业大学博士学位论文, 2014.

[38] Jin M M, Hu Y C, Wang B. Compressive and bending behaviours of wood-based two-dimensional lattice truss core sandwich structures[J]. Composite Structures, 2015, 124: 337-344.

[39] Klimek P, Wimmer R, Brabec M, et al. Novel sandwich panel with interlocking plywood Kagome lattice core and grooved particleboard facings[J]. Bioresources, 2016, 11(1): 195-208.

[40] Evans A G, Hutchinson J W, Fleck N A, et al. The topological design of multifunctional cellular metals[J]. Progress in Materials Science, 2001, 46(3): 309-327.

[41] Chiras S, Mumm D R, Evans A G, et al. The structure performance of near-optimized truss core

panels[J]. International Journal of Solid and Structures, 2002, 39(15): 4093-4115.

[42] Wang J, Evans A G, Dharmasena K, et al. On the performance of truss panels with Kagome cores[J]. International Journal of Solid and Structures, 2003, 40(25): 6981-6988.

[43] Deshpande V S, Fleck N A, Ashby M F. Effective properties of the octet-truss lattice material[J]. Journal of the Mechanics and Physics of Solids, 2001, 49(8): 1747-1769.

[44] Wallah J C, Gibson L J. Mechanical behavior of a three-dimensional truss material[J]. International Journal of Solid and Structures, 2001, 38(40): 7181-7196.

[45] Wicks N, Hutchinson J W. Performance of sandwich plates with truss cores[J]. Mechanics of Materials, 2004, 36(8): 739-751.

[46] Queheillalt D T, Wadley H N G. Titanium alloy lattice truss structures[J]. Materials & Design, 2009, 30(6): 1966-1975.

[47] Kooistra G W, Deshpande V S, Wadley H N G. Compressive behavior of age hardenable tetrahedral lattice truss structures made from aluminum[J]. Acta Materialia, 2004, 52(14): 4229-4237.

[48] Wicks N, Hutchinson J W. Optimal truss plates[J]. International Journal of Solids and Structures, 2001, 38(30): 5165-5183.

[49] Deshpande V S, Fleck N A. Collapse of truss core sandwich beam in 3-point bending[J]. International Journal of Solids and Structures, 2001, 38(36): 6275-6305.

[50] Yungwirth C J, Radford D D, Aronson M, et al. Experiment assessment of the ballistic response of composite pyramidal lattice truss structures[J]. Composites: Part B, 2008, 39(3): 556-569.

[51] Cote F, Fleck N A, Deshpande V S. Fatigue performance of sandwich beams with a pyramidal core[J]. Int J Fatigue, 2007, 29(8): 1402-1412.

[52] Russell B P, Deshpande V S, Wadley H N G. Quasistatic deformation and failure modes of composite square honeycombs[J]. J Mech Mater Struct, 2008, 3(7): 1315-1340.

[53] Kim H, Cho B H, Hur H K, et al. A composite sandwich panel integrally woven with truss core[J]. Materials & Design, 2015, 65: 231-242.

[54] Sebaey T A, Mahdi E. Behavior of pyramidal lattice core sandwich CFRP composites under biaxial compression loading[J]. Composite Structures, 2014, 116(1): 67-74.

[55] Zhang G, Wang B, Ma L, et al. Energy absorption and low velocity impact response of polyurethane foam filled pyramidal lattice core sandwich panels[J]. Composite Structures, 2014, 108(1): 304-310.

[56] Wang B, Wu L, Ma L, et al. Mechanical behavior of the sandwich structures with carbon fiber-reinforced pyramidal lattice truss core[J]. Materials & Design, 2010, 31(5): 2659-2663.

[57] Xiong J, Ma L, Wu L, et al. Fabrication and crushing behavior of low density carbon fiber composite pyramidal truss structures[J]. Composite Structures, 2010, 92(11): 2695-2702.

[58] Xiong J, Ma L, Wu L, et al. Mechanical behavior and failure of composite pyramidal truss core sandwich columns[J]. Composites: Part B, 2011, 42(4): 938-945.

[59] Song Z Z, Cheng S, Zeng T, et al. Compressive behavior of C/SᵢC composite sandwich structure with stitched lattice core[J]. Composites: Part B, 2015, 69: 243-248.

[60] Xu G D, Zhai J J, Zeng T, et al. Response of composite sandwich beams with graded lattice core[J]. Composite Structures, 2015, 119: 666-676.

[61] Yin S, Wu L, Nutt S R. Compressive efficiency of stretch-stretch-hybrid hierarchical composite lattice cores[J]. Materials & Design, 2014, 56:731-739.

[62] George T, Deshpande V S, Wadley H N G. Mechanical response of carbon fiber composite sandwich panels with pyramidal truss cores[J]. Composites: Part A, 2013, 47: 31-40.

[63] Grassi M, Zhang X, Meo M. Prediction of stiffness and stresses in z-fibre reinforced composite

laminates[J]. Composites Part A: Applied Science and Manufacturing, 2002, 33(12): 1653-1664.

[64] Okutan B, Aslan Z, Karakuzu R. A study of the effects of various geometric parameters on the failure strength of pin-loaded woven-glass-fiber reinforced epoxy laminate[J]. Composites Science and Technology, 2001, 61(10): 1491-1497.

[65] Li M, Wu L Z, Ma L, et al. Structural response of all-composite pyramidal truss core sandwich columns in end compression[J]. Composite Structures, 2011, 93(8): 1964-1972.

[66] Xiong J, Ma L, Pan S, et al. Shear and bending performance of carbon fiber composite sandwich panels with pyramidal truss cores[J]. Acta Materialia, 2012, 60(4): 1455-1466.

[67] Manalo A C. Behaviour of fibre composite sandwich structures under short and asymmetrical beam shear tests[J]. Composite Structures, 2013, 99(5): 339-349.

[68] Fan H, Yang L, Sun F, et al. Compression and bending performances of carbon fiber reinforced lattice-core sandwich composites[J]. Composites Part A: Applied Science and Manufacturing, 2013, 52: 118-125.

[69] Yan L L, Yu B, Han B, et al. Compressive strength and energy absorption of sandwich panels with aluminum foam-filled corrugated cores[J]. Composites Science and Technology, 2013, 86(7): 142-148.

[70] Wang B, Zhang G, He Q, et al. Mechanical behavior of carbon fiber reinforced polymer composite sandwich panels with 2-D lattice truss cores[J]. Materials & Design, 2014, 55(6): 591-596.

[71] Yin S, Wu L, Ma L, et al. Hybrid truss concepts for carbon fiber composite pyramidal lattice structures[J]. Composites: Part B, 2012, 43(4): 1749-1755.

[72] Huybrechts S, Meink T E. Advanced grid stiffened structures for the next generation of launch vehicles[C]. Aspen: IEEE Aerospace Conference Proceedings, 1997: 263-269.

[73] 杜善义, 章继峰, 张博明. 先进复合材料格栅结构(AGS)应用与研究进展[J]. 航空学报, 2007, 28(2): 419-424.

[74] 范华林, 金丰年, 方岱宁. 格栅结构力学性能研究进展[J]. 力学进展, 2012, 38(1): 35-52.

[75] Chen L M, Fan H L, Sun F F, et al. Improved manufacturing method and mechanical performances of carbon fiber reinforced lattice-core sandwich cylinder[J]. Thin-Walled Structures, 2013, 68(10): 75-84.

[76] Fan H L, Fang D N, Chen L M, et al. Manufacturing and testing of a CFRC sandwich cylinder with Kagome cores[J]. Composites Science and Technology, 2009, 69(15-16): 2695-2700.

[77] Buragohain M, Velmurugan R. Study of filament wound grid-stiffened composite cylindrical structures[J]. Composite Structures, 2011, 93(2): 1031-1038.

[78] 张昌天. 二维点阵复合材料结构的制备与性能[D]. 长沙: 国防科学技术大学硕士学位论文, 2008.

[79] Sun F F, Fan H L, Zhou C W, et al. Equivalent analysis and failure prediction of quasi-isotropic composite sandwich cylinder with lattice core under uniaxial compression[J]. Composite Structures, 2013, 101: 180-190.

[80] Lopatin A V, Morozov E V, Shatov A V. Axial deformability of the composite lattice cylindrical shell under compressive loading: application to a load-carrying spacecraft tubular body[J]. Composite Structures, 2016, 146: 201-206.

[81] 鞠苏. 复合材料桁架弯曲特性与非线性约束优化设计[D]. 长沙: 国防科学技术大学博士学位论文, 2011.

[82] Sorrentino L, Marchetti M, Bellini C, et al. Design and manufacturing of an isogrid structure in

composite material: numerical and experimental results[J]. Composite Structures, 2016, 143: 189-201.

[83] 周涛. 二维网格复合材料点阵结构及其刚度与强度分析[D]. 长沙: 国防科学技术大学硕士学位论文, 2007.

[84] 许小君, 李大纲, 周敏. 新型夹芯复合材料的结构设计[J]. 机电信息, 2004, (11): 33-36.

[85] 徐朝阳. 木质复合蜂窝夹芯材料性能的研究[D]. 南京: 南京林业大学博士学位论文, 2007.

[86] 方海, 刘伟庆, 万里. 轻质泡桐木复合材料道面垫板的制备与受力性能[J]. 中外公路, 2009, 29(3): 222-225.

[87] 陈林, 刘伟庆, 方海. 新型竹-木-GFRP夹层梁的受弯性能试验[J]. 广西大学学报(自然科学版), 2012, 37(4): 614-622.

[88] 韩超. 利用木塑复合材料制备夹层复合材料的研究[D]. 哈尔滨: 东北林业大学硕士学位论文, 2012.

[89] 郭禾苗. QFD/TRIZ的集成应用与复合蜂窝夹芯构造木质吸声板开发研究[D]. 哈尔滨: 东北林业大学硕士学位论文, 2012.

[90] Lakes R. Materials with structural hierarchy[J]. Nature, 1993, 361(6412): 511-516.

[91] Kawasaki T, Hwang K, Komatsu K, et al. In-plane shear properties of the wood-based sandwich panel as a small shear wall evaluated by the shear test method using tie-rods[J]. Journal of Wood Science, 2003, 49(3): 199-209.

[92] Kawasaki T, Kawai S. Thermal insulation properties of wood-based sandwich panel for use as structural insulated walls and floors[J]. Journal of Wood Science, 2006, 52(1): 75-83.

[93] Kawasaki T, Zhang M, Wang Q, et al. Elastic moduli and stiffness optimization in four-point bending of wood-based sandwich panel for use as structural insulated walls and floors[J]. Journal of Wood Science, 2006, 52(4): 302-310.

[94] Kljak J, Brezović M. Influence of plywood structure on sandwich panel properties: variability of veneer thickness ratio[J]. Wood Research, 2007, 52(2): 77-88.

[95] Atas C, Sevim C. On the impact response of sandwich composites with cores of balsa wood and PVC foam[J]. Composite Structures, 2010, 93(1): 40-48.

[96] Fernandez-Cabo J L, Majano-Majano A, Ageo L S S, et al. Development of a novel façade sandwich panel with low-density wood fibres core and wood-based panels as faces[J]. European Journal of Wood and Wood Products, 2011, 69(3): 459-470.

[97] Banerjee S, Bhattacharyya D. Optimal design of sandwich panels made of wood veneer hollow cores[J]. Composites Science and Technology, 2011, 71(4): 425-432.

[98] Chen Z, Yan N, Deng J, et al. Flexural creep behavior of sandwich panels containing Kraft paper honeycomb core and wood composite skins[J]. Materials Science and Engineering A, 2011, 528(16): 5621-5626.

[99] Sargianis J J, Kim H I, Andres E, et al. Sound and vibration damping characteristics in natural material based sandwich composites[J]. Composite Structures, 2013, 96: 538-544.

[100] Reddy B G V, Sharma K V, Reddy T Y. Deformation and impact energy absorption of cellular sandwich panels[J]. Materials & Design, 2014, 61(9): 217-227.

[101] O'Loinsigh C, Oudjene M, Ait-Aider H, et al. Experimental study of timber-to-timber composite beam using welded-through wood dowels[J]. Construction and Building Materials, 2012, 36(6): 245-250.

[102] O'Loinsigh C, Oudjene M, Shotton E, et al. Mechanical behaviour and 3D stress analysis of multi-layered wooden beams made with welded-through wood dowels[J]. Composite Structures,

2012, 94(2): 313-321.

[103] 单杭英, 肖军, 尚伟, 等. X-Cor 夹层结构的平压模量试验与分析[J]. 航空动力学报, 2012, 27(4): 782-788.

[104] Allen H G, Neal B G. Analysis and Design of Structural Sandwich Panels[M]. Oxford: Pergamon Press, 1969.

[105] 娄佳. 复合材料点阵夹芯结构的弯曲、屈曲和振动特性研究[D]. 哈尔滨: 哈尔滨工业大学博士学位论文, 2013.

[106] Wang B, Wu L, Xin J, et al. Experimental investigation of 3D sandwich structure with core reinforced by composite struts[J]. Materials & Design, 2010, 31(1): 158-165.

[107] 胡英成. 木质复合材料的动态特性研究[D]. 哈尔滨: 东北林业大学博士学位论文, 2004.

[108] 中华人民共和国国家质量监督检验检疫总局, 中国国家标准化管理委员会. 人造板及饰面人造板理化性能试验方法: GB/T 17657—2013[S]. 北京: 中国标准出版社, 2013.

[109] 中华人民共和国国家质量监督检验检疫总局, 中国国家标准化管理委员会. 单板层积材: GB/T 20241—2006[S]. 北京: 中国标准出版社, 2006.

[110] 中华人民共和国国家质量监督检验检疫总局, 中国国家标准化管理委员会. 木材抗弯强度试验方法: GB/T 1936.1—2009[S]. 北京: 中国标准出版社, 2009.

[111] 中华人民共和国国家质量监督检验检疫总局, 中国国家标准化管理委员会. 木材抗弯弹性模量测定方法: GB/T 1936.2—2009[S]. 北京: 中国标准出版社, 2009.

[112] 中华人民共和国国家质量监督检验检疫总局, 中国国家标准化管理委员会. 结构用集成材: GB/T 26899—2011[S]. 北京: 中国标准出版社, 2011.

[113] British Standards Institution. Timber structures—Structural timber and glued laminated timber—Determination of some physical and mechanical properties: BS EN 408-2003[S]. London: British Standards Institution, 2003.

[114] 王兵. 纤维柱增强复合材料夹芯结构的制备工艺及力学性能研究[D]. 哈尔滨: 哈尔滨工业大学博士学位论文, 2010.

[115] 张国旗. 复合材料四面体点阵夹芯结构的制备及其力学性能研究[D]. 哈尔滨: 哈尔滨工业大学硕士学位论文, 2010.

[116] 杨亚洲. 仿生哑铃型黄麻纤维增强摩擦材料[D]. 长春: 吉林大学博士学位论文, 2006.

[117] 中华人民共和国国家质量监督检验检疫总局, 中国国家标准化管理委员会. 定向纤维增强聚合物基复合材料拉伸性能试验方法: GB/T 3354—2014[S]. 北京: 中国标准出版社, 2014.

[118] 邹时华, 吴浪武. 基于工程塑料弹性模量与泊松比的测试方法研究[J]. 科技广场, 2011, (1): 224-226.

[119] 中华人民共和国国家质量监督检验检疫总局, 中国国家标准化管理委员会. 纤维增强塑料压缩性能试验方法: GB/T 1448—2005[S]. 北京: 中国标准出版社, 2005.

[120] Vasiliev V V, Morozov E V. Advanced mechanics of composite materials and structural elements[M]. 3rd ed. Amsterdam: Elsevier, 2013.

[121] Su C, Zhao C B, Xu L H, et al. Effects of chemical structure of phenolic resin on damping properties of acrylate rubber-based blends[J]. Journal of Macromolecular Science Part B: Physics, 2015, 54(2): 177-189.

[122] Yi Z, Zhang J Z, Zhang S F, et al. Synthesis and mechanism of metal-mediated polymerization of phenolic resins[J]. Polymers, 2016, 8(5): 159.

[123] Maffezzoli A, Calo E, Zurlo S, et al. Cardanol based matrix biocomposites reinforced with

natural fibres[J]. Composites Science and Technology, 2004, 64(6): 839-845.

[124] Hao M R, Hu Y C, Wang B, et al. Mechanical behavior of natural fiber-based isogrid lattice cylinder[J]. Composite Structures, 2017, 176: 117-123.

[125] Teles M C A, Gloria G O, Altoe G R, et al. Evaluation of the diameter influence on the tensile strength of pineapple leaf fibers (PALF) by weibull method[J]. Materials Research-Ibero-American Journal of Materials, 2015, 18: 185-192.

[126] 中华人民共和国国家质量监督检验检疫总局, 中国国家标准化管理委员会. 夹层结构或芯子平压性能试验方法: GB/T 1453—2005[S]. 北京: 中国标准出版社, 2005.